Resetea tu menopausia

Dra. MINDY PELZ

Resetea tu menopausia

Elimina tus síntomas y siéntete joven de nuevo

Traducción de
Mariana Azpurua

Grijalbo

Papel certificado por el Forest Stewardship Council®

MIXTO
Papel | Apoyando la
silvicultura responsable
FSC® C117695

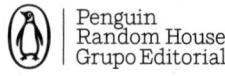

Penguin
Random House
Grupo Editorial

Título original: *The Menopause Reset*

Primera edición: marzo de 2025

© 2020, 2023, Dra. Mindy Pelz
Publicado originalmente en 2023 por Hay House LLC
© 2025, Penguin Random House Grupo Editorial USA, LLC,
con domicilio en 8950 SW 74th Court, Suite 2010, Miami, FL 33156, USA
© 2025, Penguin Random House Grupo Editorial, S. A. U.
Travessera de Gràcia, 47-49. 08021 Barcelona
© 2025, Mariana Azpurua, por la traducción

Printed in Spain – Impreso en España

ISBN: 978-84-253-6133-3
Depósito legal: B-553-2025

Impreso en Black Print CPI Ibérica, S. L.
Sant Andreu de la Barca (Barcelona)

GR 6 1 3 3 A

*Dedicado a las tres personas que
más me importan en este mundo:
mi marido, Sequoia, y mis hijos, Bodhi y Paxton.
Gracias por estar siempre en primera fila animándome
y amándome durante mi locura menopáusica.
¡Me encanta compartir la vida con vosotros!*

Índice

Prólogo

A aquellas de vosotras que no os sentís bien, no podéis perder peso y habéis dicho: «Lo he intentado todo», permitidme que os dé esperanzas. No estáis solas y, lo creáis o no, hay algo que aún no habéis hecho para llegar a la causa de vuestros síntomas. Tengo un dicho: «Si arreglas la célula, te pondrás bien».* Esto fue cierto en mi vida y ahora ha ayudado a millones de personas. ¿La razón por la cual todavía no te sientes bien y te resulta difícil perder peso o incluso seguir una dieta? Es un problema hormonal. Sin embargo, las causantes de este problema son, de hecho, tus células.

He enseñado este concepto simple a miles de médicos de todo el mundo, y un grupo cada vez mayor de nosotros resuena con este mensaje. Parece muy simple, pero son pocas las personas que preguntan —y menos aún las que buscan comprender— lo que significa realmente y cómo aplicarlo.

En *Resetea tu menopausia* aprenderás, de forma clara y sencilla, a restaurar tus células y recuperar tu vida. He tenido la suerte de enseñar durante muchos años un concepto denominado «protocolo pompa», un enfoque multiterapéutico para reparar las células y, en última instancia, los problemas hormonales. El ayuno, el ciclo de festines-hambrunas, la variedad en la dieta y

---

* En inglés es una rima: *If you fix the cell, you will get well. (N. de la T.)*

la desintoxicación celular son parte de esta solución celular que estás a punto de aprender.

La doctora Mindy Pelz ha llevado este mensaje transformador a muchísimas personas a las que yo nunca podría haber llegado, y por eso le estoy eternamente agradecido. Ella sufría los típicos síntomas perimenopáusicos y menopáusicos a los que se enfrentan tantas mujeres hoy en día. Su autoridad proviene de ahí. Puede hablar de ello desde su perspectiva y llevar lo que le he enseñado a otro nivel de comprensión.

«Del dolor al propósito» ha sido mi mantra durante muchos años, porque todo lo que enseño surge de mi propia batalla contra una enfermedad inexplicable. Aunque no era una mujer que luchara contra la menopausia, padecía síntomas que iban desde lo típico hasta lo estrafalario. Comenzó como lo hacen la mayoría de las enfermedades crónicas: fatiga, ansiedad y confusión mental. Luego, progresó hasta convertirse en insomnio y hacerme hipersensible a todos los alimentos o químicos, llegando a perder la capacidad de lidiar incluso con el estrés normal. Ni siquiera soportaba el ruido fuerte y el llanto de los niños. Mi tiroides no estaba bien; se me caía el pelo. Estaba estreñido. Me volví «flaco-gordo» y mi energía se acabó. Mis glándulas suprarrenales estaban fatal también. Sin embargo, el análisis de sangre seguía siendo normal. Ni siquiera soportaba el estrés de elegir una camisa para el día. ¡En serio!, me sentía abrumado y ansioso. Como la mayoría de las personas con estos síntomas, probé muchos tratamientos para la tiroides, glándulas suprarrenales y otras hormonas, pero todos estaban demasiado lejos de donde se encontraba el verdadero problema. ¿Cómo fue que la doctora Mindy y yo, y ahora millones de personas, conseguimos recuperar nuestra vida? Determinamos la causa en su origen y reparamos nuestras células utilizando estas estrategias.

Sería negligente si no te dijera que, de los miles de médicos y profesionales a los que he enseñado, la doctora Mindy pertenece a una clase especial. Yo los llamo «tres-por-ciento». El tres por ciento que cambia el mundo. No ponen excusas, sino que siguen adelante incluso en medio de una gran adversidad. Viven para liderar. Innovan. Nunca dejan de pensar en la forma de encontrar algo que marque una diferencia en la vida de los demás, y no solo de algunas personas, sino de muchas. Están llamados a algo más grande que ellos mismos y parecen saberlo. Se elevan hasta lo que Dios los ha llamado a hacer.

La doctora Mindy ha hecho precisamente eso con *Resetea tu menopausia*. Si tomas esta información y la pones en práctica, cambiará tu vida. Esto es lo que hacen los tres-por-ciento. Escuchan la verdad, no ponen excusas y se lanzan con todo lo que tienen. Cuando se realizó un estudio en personas que habían hecho cosas extraordinarias, como vencer al cáncer u otras enfermedades incurables, los investigadores les preguntaron cuál era su secreto. ¿La respuesta más común? Un día tomaron una decisión: asumieron la resolución de mejorar o hacer lo que fuera necesario para mejorar. Eligieron. Tú también puedes elegir ser un tres-por-ciento y mejorar. Aquí está la verdad. ¡Elígela ya!

Dr. Daniel D. Pompa
Autor de *The Cellular Healing Diet* y *Beyond Fasting*
Park City, Utah

CAPÍTULO 1

¿En el cuerpo de quién vivo?

Seamos realistas por un momento. La menopausia es una etapa increíblemente difícil. Las noches de insomnio, los estados de ánimo erráticos, la resistencia a bajar de peso, la pérdida de memoria, los sofocos, la caída del pelo, la sequedad vaginal y la ausencia de la libido no son un paseo por el parque. No es como lidiar con una gripe grave que aparece y desaparece en cuestión de semanas. Es un viaje de una década durante el cual nuestro cuerpo cambia de manera profunda. Los síntomas parecen no tener ton ni son. Van y vienen sin previo aviso. Las hormonas que te mantenían feliz, mentalmente despejada, llena de energía y quemando grasa, ya no están ahí. Las echamos de menos. Pero no van a volver. Este descenso hormonal es un viaje turbulento, loco y salvaje que atravesamos solas y para el que no se nos dan suficientes soluciones. Quiero cambiar eso.

¿Por qué las mujeres no comparten con más frecuencia sus experiencias durante su viaje hacia la menopausia? ¿Por qué no damos a las mujeres mejores herramientas de estilo de vida para afrontarlo? ¿Por qué las mujeres no se apoyan unas a otras a lo largo de este proceso? La menopausia es un deporte extremo.

Necesitamos un manual de entrenamiento sobre cómo prepararnos para esta aventura. Necesitamos apoyarnos y ayudarnos unas a otras.

Después de pasar los últimos diez años en mi viaje hacia la menopausia, ahora me doy cuenta de que no estaba sola. Demasiadas mujeres comparten experiencias similares. Algunas, todavía peores. Las mujeres bregan con su salud cuando alcanzan esta etapa de la vida. Es un horror cuando las hormonas ponen tu vida patas arriba. Miles de vosotras os habéis acercado a mí. Vuestras historias me conmovieron. Tanto es así que me inspiraron para escribir este libro.

Mis cuarenta fueron el comienzo de una espiral descendente para mi salud. A los cuarenta me sentía más en forma que en toda mi vida. Estaba bastante segura de que envejecer iba a ser pan comido. Sin embargo, a los cuarenta y dos años mi salud se deterioró. Los sofocos, el insomnio, la pérdida de memoria, los estados de ánimo erráticos y el aumento de peso inexplicable se convirtieron en mi realidad. Sentí que vivía en el cuerpo de otra persona, como si un extraterrestre se hubiese apoderado de él. Ya no sentía que tenía el control de mi salud. La peor parte del viaje fue que todos los antiguos trucos que solía usar para recuperar mi salud dejaron de funcionar.

Una de las cosas más difíciles de los años de la menopausia es que los síntomas son complejos e impredecibles. A menudo es imposible saber cuándo aparecerán o cuánto durarán, y cuesta determinar qué los inicia. Durante años, muchas de nosotras hemos hecho las paces con los síntomas del síndrome premenstrual. Eso fue fácil en comparación con la transición a la menopausia. El síndrome premenstrual nos proporciona un cambio hormonal breve que ocurre justo antes del periodo. Hemos encontrado herramientas para gestionarlo (una de las cuales es mucho chocolate). Sin embargo, el viaje hormonal de la menopausia es diferente. No tiene la misma previsibilidad. Los síntomas van y vienen sin aviso, y aparecen en los peores momentos posibles. ¡Son tantas las emociones que nos acompañan en esta enloquecida montaña rusa hormonal! Nuestras relaciones pueden sufrir debido a nuestros erráticos estados de ánimo. La ira y la agitación se convierten en visitantes frecuentes. Algunas de nosotras nos encontramos de repente gritando más a nuestros hijos y a nuestra pareja. Las situaciones más ínfimas pueden provocarnos con facilidad. La parte más difícil es que con frecuencia no sabemos por qué. A menudo, simplemente andamos por ahí sintiéndonos irritables.

He entrenado a miles de mujeres durante su viaje menopáusico que me comentaron que habían perdido por completo la alegría de vivir. Es frustrante cuando las pequeñas cosas que te traían alegría en tu juventud no te brindan la misma emoción. Muchas mujeres descubren que su memoria se desvanece a lo largo de estos años. Muchas se encuentran en medio de una conversación buscando palabras y olvidando nombres. Una noche de sueño reparador puede parecer un lujo del pasado, para innumerables mujeres menopáusicas. Cualquier movimiento o ruido nos despierta fácilmente. Una vez despiertas, pasamos horas dando vueltas y vueltas, intentando volver a dormir. Por las noches nos despertamos empapadas en sudor, lo que nos obliga a levantarnos de la cama para cambiarnos de ropa, y lo mismo ocurre con las sábanas. No pocas daríamos cualquier cosa durante este tiempo por despertarnos sintiéndonos descansadas.

Y el aumento de peso. ¿Podemos hablar un momento del aumento de peso? ¡No es justo! ¿Sientes que estás comiendo lo mismo (tal vez incluso menos), haciendo más ejercicio y todo lo que pareces hacer es ganar peso? La menopausia te sorprende.

Muchas de nosotras nos sentimos demasiado jóvenes para estar pasando por todo esto. La menopausia fue algo que le ocurrió a tu madre cuando envejeció. Esa no eres tú. Ese no puede ser el punto de la vida en el cual te encuentras.

Por más difícil que pueda resultarte este viaje, quiero que te distancies un poco de tus síntomas durante un instante para que puedas adoptar una nueva perspectiva. Sufrir la menopausia es opcional. En serio, lo es. Los síntomas que estás experimentando son gritos de auxilio de tu milagroso cuerpo. No tienes que luchar contra ellos. Eres mucho más poderosa que eso. El viaje a la menopausia es una hermosa oportunidad para sintonizarnos y descubrir lo que nuestro cuerpo necesita.

Todo el mundo necesita algo diferente. Quiero ayudarte a construir un estilo de vida personalizado según lo que tu cuerpo pide a gritos. Los síntomas son regalos. Sé que no dan esa sensación mientras ocurren; pero, si tu cuerpo tuviera un lenguaje, te hablaría mediante síntomas. Trata de no convertir el proceso en un villano. Sintonízate y escúchalo. Estos síntomas aparecen por una razón.

Entiendo lo difícil que es vivir en un cuerpo que no sientes tuyo. Sé que estos síntomas pueden robar alegría a tu vida. Lo has intentado todo para sentirte mejor y parece que nada funciona. La cantidad de hierbas, suplementos, medicamentos, terapias y dietas que has usado y puesto en práctica para volver a sentirte normal es enorme. Te encuentras sin respuestas y frustradísima. Te comprendo. La ayuda va en camino. Contempla este libro como un manual de instrucciones sobre cómo aliviar tu tránsito menopáusico. Tu viaje a la menopausia puede ser una experiencia de dentro hacia fuera. En lugar de buscar algo externo para curar los síntomas, quiero enseñarte cómo vivir una vida que respalde los cambios que se producen en tu interior, un estilo de vida que honre la sabiduría que tu cuerpo lleva dentro. Hacerlo hará que tu experiencia externa cambie. Quiero enseñarte el lenguaje que habla tu cuerpo y darte las herramientas para trabajar con él y no en su contra. Verás que soy una fanática de la ciencia. No me basta con saber que algo funciona; quiero saber por qué funciona. He desarrollado toda mi práctica en torno al uso de herramientas curativas que no solo son efectivas, sino que también cuentan con investigaciones que respaldan el porqué dan resultados. Una de las informaciones más sorprendentes que descubrí a través de mi viaje hacia la menopausia fue que afecciones como el cáncer de mama, el cáncer de ovario, las enfermedades cardiacas, la diabetes, la demencia y el alzhéimer afectan con mayor frecuencia a las mujeres en los años posmenopáusicos. Y quería saber por qué. ¿Qué sucede que expone a las mujeres a tantas enfermedades? Lo que descubrí es que nuestras hormonas son como una sinfonía. Cada instrumento desempeña un papel en la creación de una hermosa pieza musical. Si uno de esos instrumentos falla, toda la pieza estará desentonada. Es en esta degradación de unas pocas hormonas donde aparece la enfermedad. El fin último de equilibrar nuestras hormonas a medida que avanzamos a través de la menopausia no es únicamente mantener la cordura, sino sobrevivir.

Me impuse la misión de ayudar a las mujeres a comprender esto. Si corregimos el rumbo de una mujer durante los años de la menopausia, podemos ayudarla a prevenir afecciones graves como el cáncer, las enfermedades cardiacas, la demencia, el alzhéimer e incluso la osteoporosis.

Me enorgullece acompañarte en este viaje. Creo firmemente en que todo en la vida sucede por una razón. Sé que mis dificultades durante la menopausia se dieron para que encontrara respuestas para los miles de mujeres que atraviesan este proceso. Mantén la mente abierta mientras lees este libro. Muchas de las herramientas de estilo de vida que recomiendo son de vanguardia, pero pueden ser lo opuesto a lo que te han enseñado hasta ahora. La ciencia nos enseña de otra manera. El mundo en el que vivimos hoy es diferente al de décadas atrás. Por eso, necesitamos abordar la menopausia de manera diferente.

Tengo buenas noticias para ti. Dondequiera que te encuentres en tu viaje hacia la menopausia, puedes cambiar esos síntomas. No hace falta una píldora mágica; puede ser tan simple como realizar cambios en tu estilo de vida que funcionen con el declive hormonal que estás experimentando. Estoy emocionada de compartir contigo las herramientas de estilo de vida que encontré y que nos han ayudado a mí y a miles de mis pacientes a hacer este viaje más llevadero.

No creo en píldoras mágicas. Creo en el poder del cuerpo humano. El diseño del cuerpo femenino es increíble. Fuimos construidas para hacer crecer a otro ser dentro de nosotras. ¿Cómo de genial es eso? Pero es este diseño el que cambia drásticamente durante los años de la menopausia. No necesitas una hierba mágica o un medicamento antidepresivo para sanar esa alteración. Necesitas un nuevo estilo de vida para hacer frente a los cambios que se están operando dentro de ti.

El conocimiento es poder. Cuanto más comprendas por lo que está pasando tu cuerpo, más control sentirás. Entender las hormonas es complejo. Este libro está diseñado para simplificarlo para ti de modo que puedas trabajar con tus hormonas y no contra ellas. Tú puedes detener tus síntomas. Puedes renovarte durante la menopausia. Tienes más poder del que te han enseñado. Estoy emocionada de poder devolverte ese poder.

CAPÍTULO 2

●●●●●●●●●●●●●●●●●●●·····

Bienvenida
a la menopausia

Probablemente soy la persona menos indicada para escribir un libro sobre la menopausia. Mis hormonas me han causado pocos inconvenientes durante la mayor parte de mi vida. Mi periodo iba y venía con escasos síntomas. Nunca experimenté ningún problema con la fertilidad. Cuando cumplí treinta años y mi marido y yo decidimos que queríamos tener un hijo, me quedé embarazada de inmediato. Pensé poco en cómo equilibrar mis hormonas. Luego llegué a los cuarenta. Y mis hormonas me llevaron por un rumbo que nunca imaginé que experimentaría. Fue una cabalgata desenfrenada, y tardé una década en descubrir cómo desmontar.

He escrito este libro porque durante ese proceso me sentí sola. Los síntomas fueron intensos y afectaron dramáticamente a mi vida. Sin embargo, las únicas respuestas que encontré fueron: sufrir el proceso o medicarlo. Ninguna de esas opciones me gustó.

Desde que empecé a compartir mi viaje a través de la menopausia en las redes sociales, he sabido que muchas de vosotras habéis pasado por experiencias similares. La menopausia también os ha golpeado con dureza. Al igual que yo, no lo visteis venir. Mi viaje a la menopausia comenzó cuando tenía poco más de cuarenta años. De la noche a la mañana, pasé de ser una persona alegre, enérgica y amable a ser un desastre emocional y candente. En serio, sentí como si alguien se hubiera infiltrado en mi cerebro y tuviera el control de mis pensamientos, mi sueño y mi bienestar. Fue perjudicial para mi vida y mis relaciones, y yo era incapaz de amar a la persona en la que me convertí. También fue el catalizador de diez años de búsqueda que me han permitido no solo detener mi propia locura hormonal, sino también cambiar y ayudar a miles de mujeres que están pasando por los vaivenes de su viaje hacia la menopausia.

Cuando cumplí cuarenta años, tenía un objetivo: estar en la mejor forma posible. En ese momento de mi vida, tal cosa significaba entrar en mis vaqueros ajustados favoritos o ver cierto número en la báscula del baño. Pensaba que estar sano significaba comer bien y hacer mucho ejercicio. Mi medición de la salud era una experiencia externa. Si me gustaba cómo me veía por fuera, entonces asumía que todo estaba bien por dentro.

Mi cumpleaños número cuarenta llegó y pasó rápidamente. Había oído quejas de otras mujeres que habían cumplido cuarenta años sobre lo difícil que era perder peso. Yo no experimenté aquello. Me sentía invencible. Mi vida estaba en un punto óptimo. Tenía dos hijos increíbles de diez y ocho años, un marido cariñoso y atento, una próspera consulta de bienestar y una increíble comunidad de amigos.

A los pocos meses de cumplir los cuarenta, comencé a experimentar profundas oleadas de depresión. Llegaron de la nada y me hacían llorar sin ninguna razón específica, dejándome sin alegría. Al principio las olas eran pequeñas y poco frecuentes, pero, a medida que pasaban los cuarenta, se volvieron cada vez más habituales. Soy del tipo de chica que hace limonada si le dan limones, así que me llevó algún tiempo darme cuenta y reconocer lo depresiva que me había vuelto. Seguí usando todas mis herramientas mentales para recuperar la alegría, pero nada funcionaba. Nada de aquello tenía sentido sin algún desencadenante, algún evento traumático, algo en mi vida a lo que pudiera apuntar con el dedo y decir: «Esto es. Por eso me siento tan triste».

Lo que aprendí de esos años de depresión es que siempre habrá momentos en nuestra vida que nos desanimarán. Las situaciones no salen como las planeamos y nos dejan deprimidos. Hasta los cuarenta, había experimentado ese tipo de depresión. Pero esto era diferente. La única forma en que podría describirlo es que era profundo e ilógico. Quería retirarme de mi vida, que, sobre el papel, era el sueño americano. Mi corazón está con aquellos que han luchado antes con este tipo de depresión. Es duro. Era como si algo se hubiera apoderado de mi cerebro y ya no tuviera el control.

A esas alturas de mi carrera profesional, sabía mucho de salud física y poco de salud mental. Busqué información relacionada con herramientas como dietas, ejercicios, quiropráctica, acupuntura y métodos de atención plena, como la meditación y el yoga. Leí libros inspiradores; escuché a oradores motivacionales y me apoyé en la sabiduría de amigos que habían recorrido antes el camino de la depresión. Todas estas herramientas me ayudaron, pero solo temporalmente.

Las oleadas de depresión pronto se convirtieron en ataques de pánico. La ansiedad pasó a ser una visita frecuente. Me despertaba por las noches con una profunda sensación de pavor. Muchas noches hacía lo que llamaba mi escaneo de preocupaciones. Llegaban las dos de la madrugada y me despertaba de un sueño profundo. El pánico, el miedo y la ansiedad asumían el control. Mi mente quería atribuir una razón a ese pánico para poder entenderlo. Escaneaba rápidamente todas las partes de mi vida en las que algo parecía estar mal. Durante las siguientes dos horas, daba vueltas y más vueltas en la cama tratando de resolver problemas que en algunos casos no existían. Era desquiciante, pero no podía hacer que parara.

Luego aparecieron los sofocos nocturnos. Eran tan intensos que tenía que cambiarme de ropa varias veces en una misma noche. Las sábanas quedaban tan empapadas que no me quedaba otra que despertar a mi marido para cambiarlas. Para dejar de molestarlo, decidí que me acostaría en nuestra cama pero dentro de un saco de dormir. Entre la ansiedad y los sofocos, el sueño se convirtió en un imposible. Sería fácil decir que aquel fue el comienzo clásico de la menopausia, pero tenía cuarenta y tres años y un ciclo menstrual regular. La edad media del inicio de la menopausia son los cincuenta y cinco años.

Aquello fue un verdadero infierno. No era lo que esperaba que fuera la salud a los cuarenta. Sabía que algo andaba mal con mi cuerpo hormonalmente, pero no entendía lo que lo estaba causando. ¿Qué herramienta de estilo de vida me faltaba? Y lo que es más importante, ¿cómo iba a salir de aquello?

En tiempos de crisis, nunca he tenido miedo de acercarme a pedir ayuda y, por suerte, tenía una comunidad increíble de mujeres sabias que me rodeaban. Comencé poniéndome en contacto con mi hermana mayor. Me confirmó que había experimentado algo de depresión y ansiedad a mi edad y encontró que los antidepresivos eran una buena solución. ¿Su recomendación? Tal vez era hora de recurrir a la medicación. Fue tentador. Tomar una pastilla y la pesadilla desaparecería. No había tomado medicamento alguno en años y, como médica holística, sabía que tomar medicamentos era tan solo un parche, que no abordaba realmente la causa raíz. También estaba familiarizada con estudios realizados sobre las consecuencias a largo plazo para la salud del uso crónico de antidepresivos. Quizá la mayor desventaja del uso de antidepresivos es que, una vez que los tomas, es difícil dejarlos. No estaba dispuesta a meterme con mi sistema neuroquímico de manera tan drástica. No quería depender de un medicamento el resto de mi vida para ser feliz. Tenía que haber otra solución. Tenía que haber una razón por la que me sentía así.

Me puse en contacto con mi grupo de amigas, muchas de las cuales eran entre cinco y diez años mayores que yo. Su respuesta fue: «Anímate. Estás entrando en la perimenopausia. Prepárate para el viaje; es brutal». ¿A los cuarenta y tres años? Todavía no tenía sentido. Recuerdo a mi madre alardeando durante años de lo fácil que era la menopausia para ella. Pasó por la menopausia a los cincuenta años sin un sofoco o un momento de depresión a la vista. No había duda de que algo me faltaba.

Una noche estaba en la feria de ciencias de la escuela de mi hijo cuando me encontré parada junto a una de las madres, que era una ginecobstetra muy respetada en nuestra comunidad. Estaba desesperada y sin respuestas, así que me acerqué a ella y le conté mi situación. Su respuesta cambió drásticamente y para siempre la forma en que vería la salud.

Ella dijo: «Mindy, desearía tener una respuesta para ti. Tengo un consultorio lleno de mujeres de tu edad con esos mismos síntomas hormonales y, sinceramente, no sé qué hacer con ellas. Los libros de texto de medicina me han fallado». No fue la respuesta que esperaba. Las palabras «un consultorio lleno de mujeres con esos síntomas hormonales» y «los libros de texto me han fallado» resonaron en mis oídos durante semanas después de nuestra conversación. Si les estaba sucediendo a tantas mujeres, tenía que haber una pieza ambiental en ese rompecabezas hormonal.

Esa noche lo cambió todo para mí. Fue el catalizador para descubrir las herramientas que utilicé para revertir no solo mis síntomas de menopausia, sino también, ahora, los de miles de mujeres. Me llevó años de investigación y persistencia comprender y aplicar estas herramientas, pero fueron las que me devolvieron la vida y harán lo mismo por ti.

Nuestra conversación de esa noche encendió un deseo insaciable dentro de mí de averiguar por qué estaba sucediendo esto a tantas mujeres y qué podía hacer para resolver mi crisis de salud. Me llevó por un camino de investigación convincente que revela que hoy en día estamos ante una epidemia de depresión, ansiedad, desequilibrios hormonales, resistencia a la pérdida de peso y problemas de tiroides. Y, sí, los libros de texto de medicina nos han fallado.

Durante la última década, me he dedicado a comprender el efecto que el mundo tóxico de hoy tiene en las mujeres. También he estado obsesionada con todas las investigaciones que nos demuestran lo poderoso que es nuestro cuerpo para desintoxicarse utilizando herramientas como el ayuno y la dieta cetogénica. Honestamente, puedo sentarme aquí a los cincuenta años y decir que soy una versión más feliz, más saludable y vibrante de quien era a los cuarenta. Las herramientas que te presento en este libro me devolvieron la alegría y la cordura. Duermo toda la noche sin problemas y me despierto descansada. Los sudores nocturnos son un raro visitante. La depresión no puede encontrar su camino a mi cerebro. Cuando el ataque de ansiedad ocasional se acerca a mí con sigilo, estoy preparada y tengo herramientas para recuperarme rápidamente. Me siento poderosa y en control. Vuelvo a sentirme yo.

Mi viaje a la menopausia encendió en mí el deseo ardiente de enseñar a las mujeres cómo vivir esta etapa de su vida de manera diferente. No tenemos que sufrir. No tenemos que desarrollar enfermedades. Podemos usar nuestra experiencia con la menopausia como una oportunidad para recobrar la salud y dar lo mejor de nosotras mismas en los años por venir. Veo que estos protocolos funcionan una y otra vez para las mujeres. Me he apasionado tanto por la oportunidad que tienen las menopáusicas de restaurar su salud que reconstruí mi clínica en torno a este concepto. Desarrollé programas en línea como Women's Metabolic Reset (Restablecimiento Metabólico para la Mujer) y Reset Academy (Academia de Restablecimiento), que reúnen a las mujeres en un entorno comunitario de apoyo y les enseñan herramientas y técnicas que pueden usar para superar sus síntomas. Y, por último, desarrollé un programa de desintoxicación que está específicamente orientado a eliminar las toxinas que destruyen las hormonas de las mujeres.

Nunca pierdas la fe en ti misma. Naciste en el cuerpo más asombroso; uno que se cura a sí mismo. Solo requieres aprender a sacar partido de ese proceso de autocuración. Estoy emocionada de iniciar este viaje contigo. Mereces vivir una vida llena de alegría.

Este libro es un resumen de mis hallazgos y del camino que seguí para recuperar no solo mi salud, sino también la de las mujeres de mi consulta y mi comunidad virtual. Es mi regalo para ti. Desde el fondo de mi corazón, espero que encuentres aquí las respuestas que has estado buscando.

CAPÍTULO 3

•••••••••••••••••••

Resetea los síntomas de la menopausia

Estés donde estés en tu viaje hacia la menopausia, quiero enseñarte a resetear tus síntomas. Los próximos capítulos contienen algunas herramientas increíbles para que cambies la dirección hacia la que se dirige tu salud. Cuando me propuse escribir este libro, tenía un objetivo muy claro en mente: enseñar a las mujeres cómo curarse a sí mismas de los síntomas de la menopausia. Los héroes aquí no son tu médico, la dieta rápida que siguen tus amigas o una píldora mágica que eliminará todos tus síntomas. La heroína eres tú. La magia está dentro de ti.

Tu cuerpo fue diseñado para sanar. Hay un estilo de vida que maximizará ese poder de curación. Pero no es tan simple como salir a correr o realizar un ayuno de agua de tres días. Tendrás que implementar varios cambios en tu estilo de vida para progresar durante estos años. Tu equipo de herramientas puede incluir el ayuno intermitente, la dieta cetobiótica, comer para alimentar las hormonas, desintoxicaciones para deshacerte de los estrógenos tóxicos y técnicas de atención plena. A lo largo de mis años como médica holística, he observado que, cuando las personas deciden probar por primera vez una forma más alternativa y natural de curación, traen consigo la mentalidad que enseña la medicina convencional. Un diagnóstico, la idea de una pastilla. Piensa en la presión arterial. Entras en la consulta del médico y descubres que tienes la presión arterial alta. ¿Qué hará el médico? Lo más probable es que te dé un diagnóstico y una receta, ¿verdad? Digamos que no quieres tomar ese medicamento. Deseas un acercamiento más natural. Entonces, vas a la caza de esa única cosa que te bajará la presión arterial naturalmente. Pero ¿qué pasa si no se encuentra la causa de que tu presión arterial suba? ¿Y si fueran muchas las causas? Un suplemento natural no será la cura.

Eso es lo que ocurre con los síntomas de la menopausia. Lo más probable es que no haya un problema específico que cause tus síntomas. Seguramente serán varias las causas. Pero no te desanimes. He hecho un mapa de los cinco cambios importantes que puedes realizar en tu estilo de vida para volver a sentirte bien. Estos incluyen ajustar cuándo comes, cambiar lo que comes, alimentar el microbioma, reducir la carga tóxica y equilibrar los niveles de estrés. Profundizaremos en estas cinco partes de tu vida. Te mostraré lo que las investigaciones más recientes están descubriendo sobre cómo afectan estos hábitos a las hormonas.

Primero, te enseñaré cómo funciona tu cuerpo. Luego te daré soluciones para trabajar con tu cuerpo de modo que funcione mejor. Por último, continuaré con los pasos que puedes seguir para tener éxito con los principios. Por lo general coloco esos pasos en orden, del más fácil al más difícil. Los capítulos 4 y 5 están diseñados para ayudarte a entender tus hormonas durante el proceso de la menopausia. Este punto es crítico, porque, una vez que comprendas lo que hacen las hormonas a medida que avanzas en la menopausia, serás capaz de identificar qué cambio de estilo de vida te beneficiará más. Volvamos a la analogía de la presión arterial alta. Imagínate que el médico te dijera: «Aquí hay cinco razones por las que tu presión arterial es alta», y luego te diera cinco pasos que deberías seguir para abordar esas razones. ¿No te sentirías más empoderada y preparada que si te diera solo una receta?

Los capítulos 4 y 5 sientan las bases de los cambios que puedes realizar para disfrutar de este viaje menopáusico. Una vez que termines esos capítulos, te sumergirás en los capítulos del 6 al 10. Estos describen los cambios de estilo de vida que es posible hacer para progresar durante la menopausia. Puede que leas estos capítulos y te sientas como una estrella de rock porque ya estás haciendo mucho de lo que ahí presento. Si es así, fabuloso. Asegúrate de leer los pasos que he expuesto al final del capítulo y pregúntate si los has dado todos. La mayoría de las personas descubren que hay más cosas que pueden hacer para mejorar su salud. Si lees estos capítulos intermedios y te das cuenta de que no sabes nada de lo que estoy presentando, eso también es fabuloso. Regresa y vuelve a leer el capítulo. Luego sigue los pasos en el orden exacto en que los expongo.

Al final de este libro, te mostraré exactamente cómo ponerlo todo junto y te daré recursos para apoyarte en tu viaje de restablecimiento de la menopausia. No importa lo que pase, no te rindas. Puse esos pasos a propósito para ti. Resulta fácil que emerjan creencias limitantes cuando te sientes abrumada por información nueva. Es posible que tu mente te diga tonterías como «esto es excesivamente difícil», «nunca voy a poder hacer esto» o «¿qué van a pensar mis amigos y mi familia de mí?». No escuches esos pensamientos. Enseño en concordancia con la manera en que tu cuerpo quiere que lo cuides. Verás que, cuando trabajas en orden con el diseño de tu cuerpo, los cambios en tu estilo de vida te parecerán libres de esfuerzo. Veo esto todo el tiempo. Alguien me va a decir que tiene un gusto insaciable por lo dulce y que nada podrá cambiar eso. Arreglamos su microbioma intestinal y su gusto por lo dulce desaparece. Todo lo que hicimos fue trabajar con el diseño del cuerpo y el síntoma cambió.

Estos son los cinco cambios en el estilo de vida que componen tu reseteo de la menopausia:

Paso 1: Cambia el momento en que comes.
Paso 2: Gestiona lo que comes.
Paso 3: Repara tu microbioma.
Paso 4: Desintoxícate, a ti y a tu vida.
Paso 5: Detén las prisas.

Cada paso se basa en el siguiente. Pasito a pasito, como cuando subes una escalera larga. Antes de que te des cuenta, tendrás todos los pasos juntos en un hermoso estilo de vida que funciona para ti.

Eso es lo que le ocurrió a Cathy. A los cuarenta y nueve años se encontraba en la cima de sus síntomas menopáusicos. Sudores nocturnos, ansiedad, pérdida de memoria, caída del pelo, fatiga crónica, incremento de los niveles de colesterol e inexplicable aumento de peso se convirtieron en su nueva normalidad. Como atleta de alto rendimiento, estaba acostumbrada a hacer ejercicio para escapar de cualquier síntoma. Por primera vez en su vida, el ejercicio no era la cura. De hecho, cuanto más ejercicio hacía, peores eran sus síntomas. Cuando empecé a trabajar con Cathy, era una chica que hacía seis comidas diarias cargadas de carbohidratos. Había sido entrenada en la mentalidad de que «el desayuno es la comida más importante del día».

El estilo de vida de resetear la menopausia era extremada- ·
mente nuevo para Cathy. De hecho, muchas de las herramientas
que le recomendé parecían contradictorias con lo que le habían
enseñado toda su vida sobre la salud. Pero sus viejos trucos no
funcionaban. Sabía que había llegado la hora de un cambio. Se
zambulló en el seguimiento de los pasos que he descrito antes. Comencé retrasando una hora su desayuno. Al principio,
esto fue un desafío para ella. Sin embargo, enseguida cogió el
truco y en cuestión de semanas ayunaba de manera intermitente todos los días. Solo con este primer paso, comenzó a sentir
más energía. La siguiente tarea fue alejar a Cathy de una dieta
alta en carbohidratos. Comenzó eliminando los carbohidratos
refinados como panes y pastas. Esto disminuyó su hambre y le
permitió ayunar durante más tiempo. A medida que ayunaba
más, perdió la grasa abdominal que había acumulado en los
últimos años.

Con su energía alta, el hambre disminuida y perdiendo peso,
examiné su intestino para ver qué tipo de bacterias buenas tenía trabajando para ella. Resultó que presentaba una enorme
deficiencia de bacterias útiles de las que reducen los niveles de
colesterol, descomponen el estrógeno tóxico y aceleran el metabolismo. Comenzó a agregar a su dieta más diversidad de plantas y alimentos polifenólicos, probióticos y prebióticos. Con este
paso vi que su colesterol bajaba e incluso noté cambios en la piel
y en el pelo.

El último paso fue reducir su carga tóxica. La prueba de metales pesados de Cathy mostró que tenía niveles altísimos de plomo
y mercurio. Le enseñé a eliminar esas toxinas de manera segura y
eficaz, abriendo primero sus vías de desintoxicación y retirando
luego las toxinas de su cuerpo y su cerebro. Este último paso
devolvió a Cathy su vida. Comenzó a dormir toda la noche, la

ansiedad desapareció, dejó de caérsele el pelo y los sudores nocturnos se convirtieron en cosa del pasado.

Aunque oficialmente no había pasado por la menopausia, Cathy ya contaba con las herramientas necesarias para mantener sus síntomas al mínimo. Una vez implementados todos los pasos anteriores, echó un ojo a su sobrecargada vida. Incorporó tiempo de inactividad, dijo que no a las invitaciones que pudieran agotarla, e incluso conseguimos que agregara más variaciones a su horario de ejercicios.

Cada paso significaba una nueva forma de vida para Cathy. Al principio, cada paso le resultó desconocido. Pero, a medida que se esforzaba por aferrarse, se le hacía más fácil y familiar. La mejor parte es que cada paso le devolvía un nuevo nivel de salud. Hace poco realicé a Cathy una prueba hormonal y sus hormonas se veían increíbles y bien equilibradas. Estaba preparada para pasar por la menopausia con síntomas mínimos y sin lugar para enfermedades.

Puedes hacer exactamente lo mismo que Cathy. Ella no tenía ningún superpoder con el que no estés equipada. Sigue los pasos. Accede a alguno de mis programas en línea si necesitas más soporte y comunidad. Entérate de que este proceso funciona y lo hace siempre.

Como divertimento adicional, además de los cambios en el estilo de vida que puedes realizar para facilitar tu viaje a través de la menopausia, también he incluido algunas herramientas de vanguardia que acelerarán tu proceso de sanación. De nuevo, este es un libro de estilo de vida. Si te encanta lo que tengo que decir en el capítulo 11 sobre permanecer siempre joven, asegúrate de que todavía estés trabajando en los principios de estilo de vida del restablecimiento de la menopausia.

¡Tú puedes! He visto a miles de mujeres atravesar el proceso de restablecer su salud. No importa en qué punto de la menopausia te encuentres: ya sea antes, en mitad o después, eres capaz de restablecer tu salud. No puedo esperar más para mostrarte cómo.

CAPÍTULO 4

....

No estás perdiendo la cabeza, estás perdiendo hormonas

Es posible que la menopausia sea el momento hormonal más brutal de tu vida. Te prometo que no estás loca. Uno de los descubrimientos que hice fue lo poco que realmente entendía acerca de mis hormonas. No era consciente del enorme impacto que habían tenido en mi vida. Veía la menopausia como un interruptor que se encendía cuando llegabas a cierta edad. Un día tienes el periodo; al día siguiente, no. Nada más lejos de la realidad. Para muchas mujeres, la menopausia puede ser un viaje de diez a quince años en el que los ovarios se apagan y otros órganos asumen el relevo hormonal. Es posible que estos órganos ya estén sobrecargados de trabajo y no estén preparados para el esfuerzo.

Quiero que domines tus hormonas. Esto significa tener una comprensión básica de qué hormonas tienen el mayor impacto en ti a lo largo de tu viaje hacia la menopausia. Esto también significa conocer los órganos del cuerpo que producen estas hormonas. Estos órganos forman el sistema endocrino. En este capítulo, te presentaré los órganos endocrinos que más influyen en tus síntomas. También hablaré sobre mis estrategias favoritas para comprender tu perfil hormonal y qué hormonas necesitas trabajar más.

Volvamos a cómo está diseñado tu cuerpo. Te guste o no, como mujer, gran parte de tu diseño está orientado al crecimiento y al nacimiento de un bebé. Desde el momento en que entraste en la pubertad, tu cuerpo y tu mente se han hallado bajo la influencia neuroquímica de hormonas que tienen un efecto poderoso en cómo te sientes. Si detallara todas las sustancias químicas que surgen a través de ti en un periodo de veintiocho días, te sorprenderías de la cantidad de neuroquímicos que deben trabajar juntos cada mes para brindarte alegría, ayudarte a dormir, calmarte, embellecerte, mantener el pelo sano y la piel sin arrugas, lubricar las membranas mucosas, aumentar tu deseo sexual, permitirte realizar múltiples tareas, motivarte a hacer ejercicio e, incluso, darte el regalo de la palabra. Desde que comenzaste la pubertad, has contado con una hermosa sinfonía de hormonas que te han ayudado de muchas maneras. La dificultad para la mujer menopáusica es que todas esas hormonas tan útiles ya no existen.

Los cuarenta son el comienzo de este declive hormonal. Pero tus hormonas no disminuyen de una manera lenta y constante. ¡Se vuelven locas! Algunos días son más altas de lo normal, mientras que otros días parecen inexistentes. Esto es lo que te coloca en esa montaña rusa emocional y te hace sentir como si estuvieras perdiendo la cabeza. Esencialmente, puedes tener las hormonas de una adolescente un día y al siguiente carecer por completo de hormonas como una mujer posmenopáusica.

Los altibajos de mis emociones eran tan intensos que nunca sabía si me iba a llenar de alegría y gratitud o si querría matar a cualquiera que me mirara mal. Mi estado mental no parecía provenir de que las circunstancias fueran las adecuadas. Sentía como si algo más estuviera al mando, como si un extraterrestre se apoderara de mi cerebro y me dejara sintiéndome fuera de control e impredecible. Lo odiaba, pero fueron estos disparatados altibajos los que me empoderaron para llegar a conocer mi cuerpo a un nivel más profundo.

Cuando te sumerjas en la comprensión de tus hormonas, verás que existen muchos malentendidos sociales sobre cómo funciona el sistema hormonal femenino. Por ejemplo, ¿sabías que tus hormonas no están controladas por un solo órgano del cuerpo? Están controladas por un equipo de órganos. Este malentendido se ve mucho con las afecciones de la tiroides. Cuando el metabolismo de una mujer va mal, acude al médico, quien examinará su tiroides para comprobar si ese órgano está funcionando correctamente. Pero ese órgano no funciona solo. Tiene que recibir instrucciones del hipotálamo y de la glándula pituitaria, en el cerebro. Tratar la tiroides como un órgano aislado nunca resolverá por completo una afección tiroidea. Necesitas tener en cuenta a todo el equipo.

Las glándulas endocrinas son los órganos que producen las hormonas. Cada órgano endocrino trabaja con esa visión de equipo. Estos equipos incluso tienen sus propios nombres. Por ejemplo, uno de los nombres con el que puede que estés familiarizada es el eje HPA. Este es el equipo suprarrenal o corticotrópico, el cual incluye el hipotálamo, la glándula pituitaria y las glándulas endocrinas conocidas como suprarrenales. Este equipo produce cortisol para que tengas energía y claridad mental durante los momentos de estrés. El otro equipo que ha estado trabajando tan duro para ti es el de las hormonas sexuales, llamado «eje HPO». Este equipo también está formado por el hipotálamo y la hipófisis, siendo las glándulas endocrinas los ovarios. Tu equipo del eje HPO controla toda la producción de estrógeno, progesterona y testosterona.

Cuando entras en la cuarentena, el equipo del eje HPO comienza a disminuir la velocidad. Ha hecho su trabajo durante treinta y tantos años y ya no está interesado en trabajar más. Pero tu cuerpo todavía necesita algunas hormonas sexuales, por lo que el eje HPO tiene que dejar su tarea en manos de otro equipo. Ese equipo es el eje HPA. Es en este traspaso de mando donde comienza la locura menopáusica.

Para muchas de vosotras, el equipo del eje HPA lleva años trabajando horas extras debido al estrés físico, emocional y químico bajo el que os habéis encontrado. Cuando el equipo del eje HPO se retira y transfiere el trabajo al equipo del eje HPA, las hormonas sexuales disminuyen de forma rápida. Esta disminución os dejará ansiosas, deprimidas, incapaces de dormir, sin deseo sexual, perdiendo músculo, ganando peso y sintiendo que estáis perdiendo la cordura. Esto es exactamente lo que me pasó a mí.

Lo difícil es identificar cuál es el miembro del equipo que tiene dificultades y necesita ayuda. Debido a que son tantos los jugadores en el juego hormonal, perseguir a las hormonas en declive con hierbas o medicamentos a menudo te dejará frustrada y sin respuestas. Si estás dispuesta a arremangarte y sumergirte en la comprensión de tu cuerpo, y todo lo que se halla involucrado en tu panorama hormonal, puedes llevar tu salud a un nivel más alto, el cual nunca habrás experimentado.

Esta transición a través de la menopausia es fundamental. Se revelarán muchos desequilibrios en tu organismo. Comprender estos desequilibrios y comprometerte a solucionarlos puede salvarte la vida. La menopausia es un momento increíble para restablecer tu salud. Nuestros años de juventud tienen mucho que ver con la crianza de nuestras familias, la construcción de carreras y el cuidado de quienes nos rodean. Los años de la menopausia son una oportunidad para que nos cuidemos. Deberíamos desear con locura cuidar de nuestra salud para vivir de la mejor manera posible los últimos años.

Restaurar tus hormonas durante estos años puede parecer una tarea desalentadora. A veces, tomar una pastilla para resolver el problema suena más atractivo. Te prometo que, si aguantas un poco y escuchas a tu cuerpo, no solo aliviarás los síntomas de hoy, sino que tu yo de mañana también te lo agradecerá. Este es el consejo que doy a las mujeres mientras recomponemos su panorama hormonal: ten paciencia y constrúyete una caja de herramientas.

Esto no es como reparar un esguince de tobillo. Equilibrar las hormonas es mucho más complicado. A medida que avanzas en estos años, todavía habrá altibajos. No hay forma de evitarlo. Pero sí tienes control sobre lo bajos que son los mínimos. La caja de herramientas de cada persona tendrá un aspecto diferente. Por ejemplo, para muchas de vosotras, la desintoxicación de metales pesados del hipotálamo y la hipófisis equilibrará los niveles de melatonina y hará que volváis a dormir, mientras que otras necesitaréis reducir los niveles de carbohidratos y aprender a crear un estilo de vida de ayuno para salir de la resistencia a la insulina.

Dado que la menopausia es un viaje, saber qué herramienta puede equilibrar qué hormona resulta increíblemente útil. Te devuelve al asiento del conductor.

Debes estar dispuesta a convertirte en tu prioridad

Sé que has estado poniendo todo tu corazón y tu alma en todos los que te rodean, pero ahora es el momento de ponerlos en ti. La reducción de las hormonas significa una disminución de la protección. Durante la transición a la menopausia eres más vulnerable que nunca a las enfermedades. En las páginas de este libro se encuentran algunas de las mejores herramientas para restablecer tus hormonas, pero nada te salvará la vida más que convertirte en tu prioridad.

Como en ningún otro momento de tu vida, los años de la menopausia pondrán de manifiesto dónde están tus desequilibrios. Si has estado viviendo una vida estresante y con exceso de actividades, te pasará factura. Si has sido capaz de comer lo que quisieras y no sentir efectos nocivos, puede cambiar de forma drástica a medida que tus hormonas declinan. Si quieres prosperar durante estos años, tu estilo de vida puede necesitar un cambio radical. Pero todo comienza con inspirar hondo y convertirte en tu prioridad en este instante.

Eso, precisamente, le sucedió a Debbie. A los cuarenta y cinco años, no solo tenía un trabajo muy exigente en una posición de mucho poder, sino que también volvía a casa al final del día a ocuparse de cuidar de su familia. Esto la dejaba sin espacio para pensar en sí misma. A sus tempranos cuarenta años, las exigencias de su vida le proporcionaban poco tiempo para poner el foco en ella. Veía el cuidado personal como un lujo, no como la clave del equilibrio de sus hormonas. Cuando sus síntomas menopáusicos se descontrolaron y le resultó difícil mantenerse al día con la vida que había creado, acudió a mí para una consulta. Le hice una prueba hormonal y descubrí que sus glándulas suprarrenales, junto con sus niveles de progesterona, testosterona y DHEA (dehidroepiandrosterona), estaban al límite. No había dieta ni desintoxicación que pudiera salvar a Debbie, a menos que ella se convirtiera en su prioridad.

El primer paso para el reseteo de la menopausia de Debbie fue reducir su agenda. Tuvo que aprender a decir «no» y a priorizar el tiempo de inactividad. Una vez que se concedió un lugar principal a sí misma, pensando primero en sus necesidades hormonales, sus síntomas comenzaron a mejorar.

No adivines, realiza pruebas

Debido a que hay tantos actores involucrados en tu panorama hormonal, este es el momento en que las pruebas se vuelven cruciales. La que considero más útil es la prueba hormonal DUTCH Complete™. Me gusta además porque es fácil de usar y nos brinda una imagen completa de todas las hormonas en juego en la travesía de una mujer menopáusica.

La prueba DUTCH consiste en un examen de orina en casa. Puedes solicitar esta prueba en el sitio web de mi consulta. Se realiza tomando cinco muestras de orina diferentes en un periodo de doce horas. Los resultados te dirán con exactitud lo que está sucediendo con tus hormonas sexuales: estrógeno, progesterona y testosterona. También te dará una lectura de cómo están funcionando tus glándulas suprarrenales; esto es muy útil cuando quieres saber si están produciendo suficiente cortisol en el momento adecuado del día.

La DUTCH te ofrece una mejor comprensión de tus neurotransmisores, como la serotonina y la dopamina, los cuales te mantienen feliz. Esta potente prueba también te dirá si tu cuerpo se está desintoxicando de forma eficiente o cómo está metilando, lo que explicaré con más detalle a continuación y en el capítulo 9. Incluso, puede mostrar si tu glándula pineal está produciendo suficiente melatonina. ¿Ves por qué me encanta esta prueba? Es muy completa y minuciosa.

Tal vez lo que más me gusta de la prueba DUTCH es su descomposición de los metabolitos de estrógeno. «Metabolito» es un término sofisticado para explicar lo que le sucede a una sustancia química después de descomponerse o metabolizarse. En este caso, un metabolito de estrógeno es una medida importante de en qué se descompone el estrógeno total. A veces, las hormonas se metabolizan en subproductos causantes de enfermedades. Esto es particularmente cierto con el estrógeno. Si una mujer supiera en qué se está descomponiendo su estrógeno, podría prevenir muchos cánceres de origen hormonal.

Tienes tres tipos de metabolitos de estrógeno. Uno es protector y ayudará a prevenir cánceres hormonales y enfermedades cardiovasculares. Dos son dañinos y causarán muchos tipos de cáncer. Conocer el equilibrio de estos estrógenos es crucial no solo para sentirse bien hoy, sino también para prevenir enfermedades en el futuro. Una vez que conozcas el equilibrio de metabolitos de estrógeno, existen estrategias de desintoxicación que puedes implementar para aumentar el estrógeno protector y reducir el estrógeno dañino.

Hace poco Megan, una paciente de cuarenta y ocho años, se hizo una prueba DUTCH y los estrógenos malos salieron altísimos, mientras que los estrógenos protectores salieron bajísimos. Tampoco estaba metilando de forma correcta. «Metilación» es otra palabra elegante que en este caso se usa para la capacidad de desintoxicación de la célula. No metilar bien puede ser un problema para una mujer menopáusica, porque esas toxinas permanecerán dentro de la célula y causarán daño a largo plazo. Cuando miré su prueba, pensé: «Vaya, la información que tenemos aquí le va a salvar la vida a Megan». Se encontraba en la vía rápida hacia el desarrollo de una enfermedad hormonal como el cáncer de mama.

Resultó que a Megan le encantaba comer fuera, a menudo sin preocuparse por la calidad de lo que comía. Visitaba con frecuencia restaurantes de comida rápida. Cuando me senté con ella a leer su prueba DUTCH, quedó claro: era el momento de cambiar sus hábitos alimentarios. Si no cuidaba su dieta, iba en camino rápido hacia el cáncer de mama. Así de poderosos pueden ser los resultados de esta prueba.

Lo que adoro de Megan es que es una mujer integral. Cuando vio su prueba DUTCH, se puso en marcha. No solo cambió sus hábitos alimentarios, sino que también se unió a mi reinicio metabólico para mujeres y aprendió a comer y a ayunar para perder peso. Ahora ha perdido casi veinte kilos y se siente mejor que nunca. La mejor parte es que hicimos una prueba DUTCH comparativa y vimos que los estrógenos buenos van en aumento mientras que los estrógenos dañinos disminuyen, literalmente: información que salva vidas.

Creo tanto en la información que puede ofrecerte esta prueba que recomiendo a todas las mujeres, antes o después de la menopausia, que se hagan una. Podríamos acabar con tanto sufrimiento si las mujeres entendieran mejor sus perfiles hormonales y corrigieran el rumbo antes de que fuera demasiado tarde.

Quiero asegurarme de que saques el máximo provecho de este libro. No busco darte información que te entretenga; quiero que este libro te cambie la vida. A medida que avanzas en los siguientes capítulos, piensa en cómo puedes construir una caja de herramientas hormonales. Las herramientas que te presentaré se pueden tomar como pasos. Domina un paso y luego pasa al siguiente. Me siento emocionada de acompañarte en este viaje. Vives en un cuerpo increíble que se sana a sí mismo y quiere trabajar contigo, no en tu contra. Nunca pierdas la fe en ti misma. No dejes que nadie te diga que tienes que vivir con tus síntomas sin más. Eres más poderosa que eso.

A medida que avanzas a través de los próximos capítulos, ten presentes los principios que te he enseñado hasta ahora. Piensa en Megan, que se hizo la prueba y decidió convertirse en su prioridad y modificar algunos de sus hábitos mortales. Ella corrigió su rumbo para que la segunda mitad de su vida no se concentrara en torno al manejo de la enfermedad. Como en ningún otro momento de tu vida, comprender tus hormonas, convertirte en tu prioridad y construir tu caja de herramientas puede salvarte la vida.

Ahora profundicemos y comprendamos cada hormona para que puedas crear la mejor caja de herramientas para ti.

CAPÍTULO 5

●●●●●●●●●●●●●●●●●●●●●

Querida progesterona, lo siento, te di por sentada

Voy a ser sincera contigo. Antes de mi viaje hacia la menopausia, nunca pensé mucho en mis hormonas. No les di crédito por la alegría que me produjeron y el impacto que tuvieron en mi salud. Recuerdo que cuando las olas de ansiedad me golpearon, me sumergí en la comprensión de la progesterona. No era consciente de que esta gloriosa hormona aparecía en mí todos los meses para calmarme y tranquilizar mi cuerpo. Luego desapareció y me encantaría tenerla de vuelta. Un día, llena de ansiedad, iba conduciendo hacia el trabajo y pensé: «¿Alguna vez di por sentada a la progesterona? Qué regalo fue esa hormona para mí». Desde entonces he aprendido que muchas mujeres no tienen idea de qué hormona va o viene ni cómo contribuye cada una a su bienestar. Debido a que la menopausia es el momento en que las hormonas sexuales aumentan y disminuyen, es útil comprender lo que hacen estas hormonas.

Les digo a mis clientas todo el tiempo que, si quieren equilibrar sus hormonas y sentirse como ellas mismas de nuevo, deberán tener una comprensión básica de las hormonas involucradas en su viaje hacia la menopausia. Esto es justo lo que hice cuando mis hormonas se descontrolaron. Volví a mis libros de texto y me sumergí en los conceptos básicos de fisiología femenina. El conocimiento es poder, y yo me sentía impotente. A lo largo de las próximas páginas, también quiero devolverles ese poder.

El primer paso para recuperar la sensación de control es comprender qué hormonas afectan a qué síntomas. Cuando tengas un conocimiento básico de tus hormonas, sabrás qué herramientas usar.

Comencemos con tu jerarquía hormonal. ¿Sabías que no todas las hormonas fueron creadas igual? Algunas hormonas tienen más poder que otras. Este es un concepto clave que la doctora Anna Cabeca defiende en su libro *The Hormone Fix* [La cura hormonal]. Cuando piensas en la menopausia, lo más probable es que te vengan a la cabeza tres hormonas sexuales como las problemáticas: el estrógeno, la progesterona y la testosterona. Parecería tener sentido que a medida que estas hormonas disminuyen, lo ideal sería elevar sus niveles. Pero hay otras tres hormonas que tienen un efecto poderoso en las hormonas sexuales. Si no equilibras estas tres hormonas, trabajarás en contra de la merma de tus hormonas sexuales y nunca volverás a ser tú misma.

Ahora, aquí viene la parte graciosa. ¿Adivina qué hormona está en lo más alto de la jerarquía...? La oxitocina. ¿Recuerdas esta hormona? Si eres madre, es la que te inundó cuando tuviste en brazos a tu hijo por primera vez. ¿Recuerdas lo increíble de ese sentimiento? ¿Alguna vez te has enamorado? Bueno, adivina qué: la oxitocina era la que producía esa increíble y deliciosa sensación dentro de ti cada vez que veías a tu ser querido. ¿Te encantan los animales? ¿Sabes qué nos hace sentir tan tranquilos y relajados cuando nos acurrucamos con nuestras mascotas...? ¡La oxitocina! La oxitocina es la mejor hormona que existe. Lo bonito de nuestro diseño hormonal es que ella está en la parte superior de la cadena alimentaria hormonal. Cuando una gran cantidad de oxitocina circula a través de ti, das un gran paso al frente en el equilibrio de tus hormonas sexuales. ¿A que es estupendo? La siguiente hormona en la fila es el cortisol. Lo sé, lo sé. El temido cortisol. Este es el que saca de curso tu salud a cada rato. El cortisol es el culpable de esa grasa abdominal que odias, hace que tu nivel de azúcar en la sangre se dispare y el que te despierta a las dos de la mañana para informarte de que hay una crisis en progreso. Cada vez que estás estresada o percibes que lo estás, tu cuerpo te obsequia una buena dosis de cortisol. El cortisol incluso aparecerá cuando estés sobrecargada de actividades divertidas. El cortisol es la hormona de la mujer apurada.

Esta hormona tiene un efecto tan poderoso sobre tus hormonas sexuales que he decidido dedicar un capítulo entero a ayudarte a equilibrarla. He trabajado con miles de mujeres que atraviesan la transición hacia la menopausia: reducir los aumentos repentinos de cortisol es clave. Tendrás dificultades para perder peso, dormir bien por las noches o sentirte relajada en tu piel si no controlas el cortisol.

Por debajo del cortisol, se encuentra la insulina. Esta es la hormona para bajar de peso. El páncreas libera insulina cuando comes. Cuanto más azúcar haya en la comida, más insulina se liberará. Si sigues comiendo una dieta alta en azúcar y carbohidratos, seguirás liberando insulina. Si tu cuerpo no puede manejar toda la insulina que liberas en tu sistema a través de la dieta, la almacenará en forma de grasa. Esa grasa puede permanecer ahí durante años hasta que obligues a tu cuerpo a eliminarla. El doctor Jason Fung, autor de *The Obesity Code* [El código de la obesidad], fue uno de los primeros médicos en llamar nuestra atención sobre el hecho de que el aumento de peso no era una situación de entrada y salida de calorías. Era una cuestión hormonal. Si tienes dificultades para perder peso durante la menopausia, necesitarás tener soluciones para animar a tu cuerpo a encontrar la glucosa y la insulina que almacenó hace años en tu grasa. No bastará con empezar a cambiar la dieta. Esa es la razón por la que hago que todas mis pacientes que atraviesan la menopausia adopten un estilo de vida de ayuno. En los siguientes capítulos describiré esto en detalle.

Por fin llegamos a tus hormonas sexuales. Están en la parte inferior de la jerarquía, porque pueden verse drásticamente influenciadas por las hormonas anteriores. Tienes tres hormonas sexuales que son las que más te afectan: el estrógeno, la progesterona y la testosterona.

Empecemos por el estrógeno. Creo que el estrógeno tiene mala reputación. En nuestra juventud, es posible que hayas culpado al estrógeno de tus erráticos estados de ánimo premenstruales. La sociedad vilipendia el estrógeno por nuestra sensibilidad emocional o lo acusa de causar enfermedades como el cáncer de mama. Pero el estrógeno no es del todo malo. Nos ayuda de muchas maneras.

Durante la mayor parte de tu vida, el estrógeno en tu cuerpo ha aumentado alrededor del día doce de tu ciclo. Es esta oleada la que indica a los ovarios que liberen un óvulo listo para la implantación. Si tienes hijos, el estrógeno jugó un papel importante para garantizar que tuvieras un óvulo listo para usar. Sin la cantidad adecuada de estrógeno, no podrías quedarte embarazada.

El estrógeno también te embellece. Volvamos a tu brillante diseño. Cuando el estrógeno aumenta y se libera un óvulo, tu cuerpo está listo para crear un bebé. Para asegurarte que te aparees, el estrógeno te hará lo más atractiva posible. Esto significa dar más grosor al pelo, darte una piel suave y tersa e incluso agregar un poco de grasa a las caderas para que parezcas lista para tener hijos. Sí, lo creas o no, hay una relación cintura-cadera que supuestamente nos hace más atractivas. El estrógeno también desempeña un papel importante para garantizar que las membranas vaginales estén bien lubricadas, de nuevo, todo en aras de la procreación.

Ahora bien, dicho todo esto, hay un lado oscuro del estrógeno que debes conocer. Ya he mencionado que tenemos tres tipos (metabolitos) de estrógenos: uno protector y dos destructivos. Si permites que los destructivos se acumulen y no alimentas a los protectores, corres el riesgo de desarrollar cánceres hormonales como el de mama y el de ovario. En el capítulo 7 te mostraré cómo comer para acumular estrógenos buenos y en el capítulo 9 hablaremos sobre cómo no acumular los malos.

La siguiente hormona sexual que ha sido tu amiga todos estos años es la progesterona. Si tus hormonas fueran una película de Disney, el estrógeno podría ser las hermanastras malvadas que recibieron toda la atención, y la progesterona es Cenicienta, que tuvo que hacer todo el trabajo sin recibir crédito alguno. No valoré por completo esta increíble hormona sexual hasta que comenzó a desaparecer. A medida que entraba en mis años de menopausia, la progesterona se desplomó y me dejó con ciclos irregulares, ansiedad e incapacidad para relajarme dentro de mi piel.

La progesterona ha aparecido en tu vida con creces el día veintiuno de tu ciclo. Es la que hace que el revestimiento interno del útero se desprenda y sangre todos los meses. La progesterona te calma. También evita que el estrógeno se porte mal. El estrógeno y la progesterona tienen una relación inversa. Si la progesterona baja, el estrógeno puede descontrolarse. Este equilibrio entre estrógeno y progesterona es clave para mantener a raya una gran cantidad de síntomas de la menopausia.

Los niveles bajos de progesterona a menudo son causa de dificultades para las mujeres que atraviesan la menopausia. Sabes que tienes niveles bajos de progesterona cuando comienzas a manchar días antes del periodo. O tal vez hayas experimentado periodos abundantísimos en los que sintieras que prácticamente tenías una hemorragia. La progesterona a menudo baja en las mujeres durante la menopausia, debido a las estresantes demandas que han tenido que atravesar entre los treinta y los cuarenta años.

Para muchas mujeres, la progesterona disminuye a medida que avanzan en la menopausia debido a que una hormona esteroide llamada dehidroepiandrosterona (DHEA) disminuye. A través de una serie de reacciones químicas, la DHEA producirá progesterona, testosterona y cortisol. Dado que tu cuerpo siempre priorizará el estrés sobre cualquier otra cosa, si has pasado muchos años en estado de estrés, es posible que tus reservas de DHEA se hayan desviado para producir cortisol. Esto puede dejarte con niveles bajos tanto de progesterona como de testosterona. Aquí es donde una prueba hormonal completa como la prueba DUTCH resulta útil para indicarte tus niveles exactos de DHEA. Aumentar tus niveles de DHEA puede ayudarte a producir más progesterona.

Por último, está la testosterona. Podrías pensar que la testosterona es una hormona masculina, pero también es increíblemente útil para las mujeres. La testosterona te ayuda en tres áreas de importancia: sexo, motivación y desarrollo muscular.

La testosterona es la que te da el deseo sexual. Es también la que te motiva a perseguir tus sueños o a tener el impulso para hacer ejercicio. Cuando la testosterona en tu cuerpo es alta, también retendrás músculo con más facilidad a medida que envejeces. Bajos niveles de testosterona pueden contribuir a tus síntomas menopáusicos. Un conjunto clásico de síntomas que veo en las mujeres menopáusicas es el bajo deseo sexual, la falta de deseo de hacer ejercicio y la pérdida muscular notable. Eso es un problema de testosterona.

Ahora que entiendes las principales hormonas que intervienen en tu viaje menopáusico, he aquí cómo funciona esta jerarquía hormonal. Cuando el estrés aumenta, el cortisol sube. A medida que aumenta el cortisol, también lo hace el nivel de azúcar en la sangre. Cuando el nivel de azúcar en la sangre sube, la insulina aumenta. Este es el punto en el que tu cuerpo comienza a almacenar grasa más rápido de lo normal. Los altos niveles de cortisol e insulina empiezan a acelerar el declive de tus hormonas sexuales produciéndote insomnio, pérdida de pelo, ansiedad, sofocos, confusión mental, resistencia a la pérdida de peso, bajo deseo sexual, sequedad vaginal y pérdida de masa muscular. ¿Te resulta familiar?

Este escenario exacto fue lo que le sucedió a una de mis pacientes, Kimberly. Acudió a mi consulta con síntomas de menopausia precoz: fatiga muscular, pérdida de la libido, insomnio, aumento de peso inexplicable y ansiedad. A los cuarenta años había perdido el ritmo. No podía estar relajada en su propia piel. Todo el tiempo sentía que había una crisis a la vuelta de la esquina. Sus niveles de estrés eran extremadamente altos. Trabajaba largas horas en una exigente empresa de alta tecnología de Silicon Valley. Cuando no estaba trabajando, criaba a dos hijos. Era el epítome de una mujer apurada.

Un día, cuando Kimberly ya sentía que la salud se le escapaba, una amiga le habló del ayuno intermitente.

Siendo ingeniera, quería saber cómo ayunar y por qué funcionaba. Encontró mis vídeos de ayuno en YouTube y decidió aplicar el ayuno intermitente a su vida cotidiana. Bajó de peso en pocas semanas. Su energía dejó de decaer por las tardes. Se animó tanto con los resultados que decidió dar el siguiente paso y trabajar en lo que comía. Fue entonces cuando Kimberly encontró mi protocolo de veintiocho días para el restablecimiento hormonal (en el capítulo 7 te enseñaré este protocolo). Estos dos cambios importantes devolvieron el equilibrio a sus niveles de insulina. Su salud se recuperó poco a poco, pero nada parecía mejorar su fatiga muscular, su libido y su ansiedad. Fue entonces cuando se acercó a mí. Hice una prueba DUTCH y descubrí que sus niveles de estrés habían sido tan altos durante tanto tiempo que sus glándulas suprarrenales se habían agotado enormemente. Sus niveles de cortisol estaban todos mezclados, y sus niveles de DHEA y testosterona eran bajísimos. Esto explicaba los síntomas persistentes.

Veamos lo que ocurrió con Kimberly dentro de la estructura de la jerarquía hormonal. Comenzó controlando la insulina. Recuperar el equilibrio de sus niveles de insulina no fue suficiente para resolver sus bajos niveles de testosterona. Necesitaba reequilibrar su cortisol. Y eso fue lo que hicimos juntas. Una vez que di soporte a sus glándulas suprarrenales, volví a subir sus niveles de DHEA y regulé sus niveles de cortisol, empezó a sentirse de nuevo ella misma. Su ansiedad desapareció, su fuerza muscular regresó y su libido también. Lo bueno de la historia de Kimberly es que, con la libido de vuelta, estaba recibiendo más oxitocina. Con más oxitocina en su panorama, podría ayudar a mantener equilibrados los niveles de cortisol. Con el cortisol equilibrado, le resultaría mucho más fácil ayunar. Esto le permitiría mantener bajos los niveles de insulina. Con el aumento de la oxitocina, el cortisol bien equilibrado y los niveles de insulina bajos, ahora puede mantener sus niveles de testosterona altos. ¿Ves cómo encajan todos? Es como un rompecabezas: una vez que descubras cómo resolverlo, tus síntomas menopáusicos te resultarán más manejables.

Todas tenemos cuadros hormonales diferentes. Es importante tener en cuenta que la simple regulación de la insulina puede no ser la solución para todos tus síntomas de menopausia. A medida que te guío a través de los próximos capítulos, ten en mente que esto es como armar tu propio rompecabezas hormonal.

Ahora, vamos a arremangarnos y a equilibrar tus hormonas.

CAPÍTULO 6

•••••••••••••••••••

¿Es el desayuno la comida más peligrosa del día?

¿Recuerdas cuando te enseñaron que el desayuno era la comida más importante del día? ¿Y que cuanto más comieras, más rápido sería tu metabolismo? Bueno, estoy aquí para decirte que no hay ciencia que respalde estos dos mitos alimentarios. Aunque parezca increíble, el hecho de que el desayuno sea la comida más importante del día fue un eslogan publicitario que se le ocurrió a Kellogg's para promocionar su nuevo cereal, Corn Flakes, en la década de 1970. Y nunca se ha demostrado que ingerir comidas pequeñas entre seis y ocho veces al día acelere el metabolismo de nadie. La clave para perder peso depende de una sola hormona: la insulina.

Equilibrar la insulina es imperativo para mantener una buena salud y, lo creas o no, esta hormona puede ser la más fácil de equilibrar. Tú tienes el control sobre tus niveles de insulina cada vez que comes y cuando ayunas. Restablecer tus niveles de insulina se convierte en una tarea bastante simple cuando comienzas a entender cuándo y qué comer. En este capítulo te mostraré cómo equilibrar mejor tu insulina, cambiando el horario de las comidas.

Para comprender mejor cómo opera la insulina en tu cuerpo, remontémonos a la vida de nuestros ancestros primitivos. A pesar de que hoy vivimos en un mundo en el que hemos hecho grandes avances tecnológicos, el diseño de tu cuerpo se ha mantenido básicamente igual que en los tiempos de las mujeres de las cavernas. En aquellos días primitivos, las cavernícolas no tenían acceso constante a la comida. No tenían refrigeración. En los meses de invierno a menudo pasaban días sin acceso a alimentos. Tu cuerpo viene preprogramado para prosperar sin comida. La mayor parte del tiempo, la mujer de las cavernas se despertaba sin comida y tenía que esperar a que cazaran o recolectaran antes de poder comer. Sin acceso matutino a la comida, su nivel de azúcar en sangre bajaba. A medida que su azúcar se reducía, sus niveles de insulina disminuían. Pero esto no la detenía. Fue construida con una fuente alterna de combustible llamada «cetonas». Cuando sus niveles de azúcar e insulina eran lo bastante bajos, su hígado comenzaba a producir cetonas. Las cetonas iban directas a su cerebro para tenerla más alerta, brindarle energía y reducir la inflamación de sus articulaciones. Todo esto tenía un propósito: que ella pudiese ir en busca de comida.

Avancemos rápidamente hasta el mundo de hoy. No tenemos que ir a cazar nuestra comida. Nos han enseñado que el desayuno es la comida más importante del día. Nos han dicho que cuanto más comes, tu metabolismo se vuelve más rápido. Nada más lejos de la realidad. Tienes el mismo diseño que la mujer de las cavernas de hace milenios. Fuiste diseñada para lo que llamamos «ciclos de festín/hambruna», al igual que tus ancestros cavernícolas. En el caso de muchísimas mujeres, ir en contra de este diseño es lo que ha hecho que su cuerpo secrete insulina durante todo el día. Cada vez que te llevas comida a la boca, haces una señal al páncreas para que produzca insulina. Comer todo el día es el camino rápido hacia la resistencia a la insulina. Tu páncreas sigue produciendo insulina y finalmente tus células no pueden ponerse al día con la cantidad de insulina que les envías y se vuelven resistentes.

El primer paso para regular los niveles de insulina es cambiar la frecuencia con la que comes. Esto es más fácil de lo que piensas. Cuando me siento con una paciente por primera vez, antes de cualquier otra cosa, observo el horario de sus comidas. Quiero que pase de comer todo el día, con aumentos incesantes de insulina, a un ciclo de festín/hambruna. Esto se alinea más con la forma en que su cuerpo fue diseñado.

Si los ciclos de festín/hambruna son nuevos para ti, esta es la mentalidad que quiero que tengas. Cada periodo de veinticuatro horas debe tener una ventana de tiempo de ayuno y una ventana de tiempo en la que comas. Hasta este momento, lo más probable es que solo hayas ayunado mientras dormías. Ese podría haber sido tu único periodo de seis a ocho horas sin comer. Esto no es suficiente para permitir que tus niveles de insulina bajen. No es suficiente para revertir la resistencia a la insulina o para hacer que tu cuerpo secrete cetonas. Quiero que trabajes hacia lo que se llama «ayuno intermitente». El primer estilo de ayuno intermitente que quiero que domines es pasar de trece a quince horas sin comer. ¿Te parece una tarea desalentadora? Déjame ofrecerte una manera sencilla de llegar ahí.

El primer paso fácil hacia el ayuno intermitente es retrasar el desayuno una hora. Para muchas mujeres con las que trabajo, este primer paso puede suponer un desafío. Es posible que te sientas mareada, hambrienta y algo malhumorada cuando hagas este cambio por primera vez. Pero recuerda: has entrenado tu cuerpo para que espere el desayuno. Este entrenamiento lleva mucho tiempo trabajando en contra del diseño de tu cuerpo. Ir en contra de tu diseño primitivo puede tener una gran influencia en cómo te sientes, cuánta grasa almacenas y cuántas hormonas sexuales produces. Cuando trates a tu cuerpo de acuerdo con la forma en que fue diseñado, verás lo pronto que será capaz de sanar.

Una vez que hayas dominado el retrasar el desayuno una hora, quiero que lo hagas dos. Sigue así durante unas semanas, hasta que te resulte más fácil. A medida que cada paso del ayuno se haga más llevadero, continúa retrasando tus comidas hasta que te sientas cómoda sin comer durante quince horas todos los días.

El *New England Journal of Medicine* revisó la investigación sobre el ayuno intermitente y determinó que era increíblemente curativo para el cuerpo. Adoptar una vida de ayuno intermitente puede:

- Retrasar el proceso de envejecimiento.
- Mejorar la memoria.
- Revertir la resistencia a la insulina.
- Ayudarte a perder peso.
- Protegerte de enfermedades neurodegenerativas como el alzhéimer o la demencia.
- Prevenir el cáncer.
- Reducir la artritis.
- Revertir las condiciones asmáticas.
- Retrasar el progreso de enfermedades autoinmunes.
- Aumentar la esperanza de vida.

El ayuno intermitente puede cambiar tus reglas de juego a medida que atraviesas la menopausia. Por eso quiero que lo empieces ya, antes incluso de que te fijes en qué alimentos consumes. Ahondaremos más en esto en los siguientes capítulos.

Una vez que hayas adoptado una vida de ayuno intermitente, aprender a construir un estilo de vida de ayuno puede ser realmente divertido. Si me sigues en las redes sociales, sabrás que enseño siete estilos diferentes de ayuno. Cada uno tiene un impacto diferente en tu salud. Los siete ayunos que enseño son: el ayuno intermitente, el ayuno de cena a cena, el ayuno de treinta y seis horas, el ayuno de autofagia, la dieta que imita el ayuno, el ayuno seco y el ayuno de agua de tres a cinco días.

Ayuno intermitente

Esto es lo que he explicado anteriormente. El objetivo es conseguir que avances hacia el ciclo de festín/hambruna. Se trata de pasar entre trece y quince horas sin comer. En última instancia, quieres hacer de este tipo de ayuno tu forma de vida.

El ayuno intermitente se popularizó gracias a un investigador llamado Yoshinuri Ohsumi. En 2015, el doctor Ohsumi ganó el Premio Nobel de Medicina y Fisiología por un descubrimiento llamado «autofagia». En ausencia de alimentos, tus células se regenerarán. A medida que el nivel de azúcar en sangre baja, envía la señal de autofagia y la inteligencia celular se activa. Piensa en la autofagia como la forma en que las células se autodesintoxican. Entran en una fase de reparación masiva, reacomodando los componentes disfuncionales dentro de ellas.

El otro cambio hormonal que ocurre con el ayuno intermitente es la producción de hormona del crecimiento. Esta retrasa el proceso de envejecimiento y ayuda a quemar grasa. Se trata de una hormona increíble. Lo malo es que tu cuerpo está diseñado para dejar de producirla alrededor de los treinta años. Ese es el momento en que tu cuerpo termina de crecer y comienza su lento proceso de envejecimiento. Las investigaciones demuestran, una vez más, que los milagros del ayuno intermitente obligarán a tu cuerpo a producir hormona del crecimiento. Puedes aumentar tu producción de esta hormona hasta en un 1300 por ciento con tan solo ayuno intermitente.[1]

El ayuno intermitente es una bendición para las mujeres menopáusicas. Por eso quiero que comiences por ahí. Muchas de vosotras veréis resultados inmediatos en la pérdida de peso, el aumento de energía y la claridad mental practicando el ayuno intermitente. Recuerda la historia de Kimberly. Su primer paso para equilibrar sus hormonas fue controlar la insulina con ayuno intermitente y ese paso tuvo un impacto enorme en su salud. Una vez que dio ese paso y vio progresos, eso la motivó a dar otros. Así de poderosas pueden ser estas herramientas.

Ayuno de cena a cena

Una vez que te sientas cómoda con el ayuno intermitente, quiero que trabajes en el ayuno de veinticuatro horas. Muchas personas se refieren a este estilo de ayuno como una comida al día u OMAD (en inglés: *one meal a day*). Hay varios beneficios en el ayuno de cena a cena. Quizá mi favorito es que es una manera increíble de reparar tu intestino. Una investigación del Instituto Tecnológico de Massachusetts (MIT, por sus siglas en inglés) demostró que veinticuatro horas sin comer hacen que el cuerpo produzca células madre intestinales.[2] Estas células madre repararán el daño en el revestimiento mucoso del intestino. Esto es fundamental para cualquier persona que padezca una afección intestinal. Como aprenderás en el capítulo 8, tienes todo un conjunto de bacterias que descomponen el estrógeno. El ayuno de cena a cena puede ayudar a cambiar el terreno de tu intestino y permitir que estas bacterias florezcan.

Los ayunos de veinticuatro horas también mantienen bajos los niveles de insulina durante un periodo de tiempo más largo, lo que obliga al cuerpo a buscar el azúcar y la insulina que almacenó hace años. Muchas personas encuentran este tipo de ayuno tan fácil y beneficioso que solo hacen una comida al día todos los días. Mi consejo es que no hagas este cambio demasiado pronto. Recomiendo a mis pacientes que realicen este tipo de ayuno de una a tres veces por semana, dependiendo de la profundidad de la respuesta curativa que busquen estimular.

Ayuno de treinta y seis horas

Este es el ayuno en el que querrás apoyarte para superar la resistencia a la insulina. Recomiendo ayunos de treinta y seis horas a mis pacientes una vez que se sienten cómodas con los ayunos intermitentes y los de cena a cena y quieren una pérdida de peso más intensa. Cuánto más tiempo pases sin comer, más tendrá que ir tu cuerpo a buscar la comida que almacenó hace años. Con las pacientes que son muy resistentes a la pérdida de peso, recomendaré este ayuno una vez a la semana hasta que vean que el peso disminuye.

¿Te parece imposible? Tengo un grupo de ayuno gratuito en Facebook llamado Resetter Collaborative (Colaborativo Restablecedor), donde hacemos una semana de entrenamiento en ayuno una vez al mes. Este es un grupo increíble de personas de todo el mundo que se apoyan unas a otras a lo largo de la experiencia del ayuno. Los llamo mis «restablecedores» (*resetters*, en inglés) porque se sienten muy motivados hacia el restablecimiento de su salud. Cada mes enseño un estilo diferente de ayuno. Con frecuencia mis restablecedores harán ayunos más largos alguna semana, como ayunos de treinta y seis horas. Una y otra vez, los restablecedores que realizan esa semana específica de entrenamiento con nosotros todos los meses ven que el peso comienza a descender.

Ayuno de autofagia

Este es probablemente mi ayuno favorito por dos razones. En primer lugar, brinda a la gente excelentes resultados. En segundo lugar, es bastante fácil de hacer. ¿Recuerdas al doctor Ohsumi y su descubrimiento de la autofagia? Bueno, resulta que existe un punto óptimo para la autofagia. Ocurre entre las diecisiete y las setenta y dos horas. Cuando ayunas dentro de ese intervalo, tus células entran en reparación masiva. Esto es fabuloso para retrasar el proceso de envejecimiento, reducir la inflamación en las articulaciones y estimular la pérdida de peso.

Hay dos requisitos para estimular la autofagia. Uno es ayunar un mínimo de diecisiete horas (puedes hacerlo más si quieres). El otro, es mantener la ingesta de proteínas por debajo de 20 gramos durante todo el día. Cuando combinas estos dos principios, estimulas la autofagia y tu cuerpo se reparará a sí mismo.

Dieta que imita el ayuno

Este tipo de ayuno fue popularizado por el doctor Valter Longo, investigador de la Universidad del Sur de California.[3] Longo descubrió que, cuando mantienes tu ingesta de calorías entre 800 y 1000, evitas la proteína animal y mantienes la proteína por debajo de los 20 gramos, puedes estimular las células madre.

Su investigación se realizó tanto en diabéticos tipo 1 como tipo 2. El doctor Longo descubrió que, cuando los sometió a cinco días consecutivos de estos requisitos durante tres meses seguidos, el cuerpo produjo suficientes células madre para reparar las células pancreáticas lesionadas. ¿No es maravilloso? Cuando se publicó su investigación por primera vez, era difícil entender qué requisitos de alimentación y ayuno utilizaba en sus estudios. Por suerte, ahora pone a disposición del público los alimentos que utilizaba. El programa se llama ProLon®. Recomiendo ProLon a mis pacientes que desean los beneficios de un ayuno más prolongado pero no quieren realizar ayunos más allá de tres a cinco días. ProLon es muy útil para personas como Cathy, quien tenía dificultades con el ayuno. No podía pasar más de trece horas sin sentirse mareada. Probé todos mis trucos de ayuno: aumenté su grasa buena el día anterior, reduje su ingesta de carbohidratos y trabajé con ella para ayudarla a retrasar lentamente su desayuno una hora. Nada ayudó, así que le puse ProLon durante cinco días. Ese fue el truco. Fue la puerta de entrada a un estilo de vida de ayuno. Después de su experiencia de cinco días con ProLon, podía pasar con facilidad a ayunos más largos como los de autofagia y el ayuno de treinta y seis horas.

Ayuno seco

Hay muchos mitos urbanos sobre el ayuno seco. Permitidme aclarar aquí qué es y qué no es. El ayuno seco es cuando pasas de doce a veinticuatro horas sin alimentos ni agua. La única investigación que tenemos hasta la fecha sobre este estilo de ayuno es la que se ha realizado con la comunidad musulmana cuando practica el Ramadán. Hay varios efectos curativos clave del ayuno seco. El primero es que envía una señal al cuerpo para producir el factor neurotrófico derivado del cerebro (BDNF, por sus siglas en inglés), que es como un fertilizante para el cerebro. El BDNF es capaz de estimular el desarrollo de nuevas neuronas en el cerebro, las cuales ayudan con la memoria y el aprendizaje.

El otro efecto posible del ayuno seco es que reduce la inflamación. Esto puede resultar útil para la mujer menopáusica que batalla con la artritis o con problemas de dolor crónico.[4]

El tercer beneficio del ayuno seco es su capacidad para ayudar a equilibrar el colesterol. Las investigaciones han demostrado que el ayuno seco puede aumentar los niveles de HDL (colesterol bueno) y disminuir el colesterol LDL (colesterol malo).[5] El último beneficio del ayuno seco para la mujer menopáusica es que puede ayudar a prevenir la osteoporosis. Durante un ayuno seco intermitente, su cuerpo segregará una hormona llamada hormona paratiroidea (PTH, por sus siglas en inglés). La PTH ayuda a la reabsorción ósea y a la formación de hueso e incrementa los niveles de calcio en la sangre.[6]

A pesar de lo maravillosos que puedan sonar los beneficios del ayuno seco, quiero hacerte algunas advertencias. En primer lugar, no te recomiendo que hagas ayuno seco durante más de veinticuatro horas. Tu cuerpo no fue diseñado para pasar días sin agua. En segundo lugar, muchas personas sienten que el ayuno seco durante un día les brinda el mismo efecto que el ayuno de agua durante tres. He buscado por todas partes una investigación que lo confirme y no la he encontrado. El ayuno seco no reemplaza los ayunos de agua más prolongados. Dicho esto, veo que mis pacientes a menudo entran en una cetosis más intensa cuando realizan ayuno seco solo durante veinticuatro horas, en comparación con el ayuno de agua durante el mismo periodo de tiempo.

A muchos de mis pacientes les gusta tanto el ayuno que juegan con las distintas modalidades para determinar cuál les da el mejor resultado. Algunos se muestran un poco nerviosos con el ayuno seco. Pero Karen, una mujer posmenopáusica preocupada por la osteoporosis, quería un ayuno que pudiera ayudarla mejor con su densidad ósea. Leyó la investigación que publiqué en mi sitio web sobre el ayuno seco que estimula la producción de hormona paratiroidea y se sintió motivada a intentarlo. Siguió mi recomendación y, para comenzar, hizo solo doce horas de ayuno. Cada semana implementaba un ayuno seco de doce horas. Al cabo de varias semanas se sintió suficientemente cómoda y decidió extenderlo a veinticuatro horas. Después de tres meses de un ayuno seco semanal, notó que estaba perdiendo peso más rápido, tenía mayor claridad mental y, cuando volvió al médico para una densitometría, su densidad ósea había mejorado. El milagro del ayuno.

Ayuno de agua de tres a cinco días

Este es el rey de todos los ayunos. Por muy intimidante que parezca, pasar tres días o más sin comer, tan solo bebiendo agua, puede ser una experiencia milagrosa. El doctor Valter Longo es quien ha popularizado este ayuno en los últimos años. Descubrió que los pacientes con cáncer que se sometieron a quimioterapia podían reiniciar todo su sistema inmunitario si pasaban tres días sin comer. Las células inmunitarias viejas, como los glóbulos blancos, las células T auxiliares y las células CD4 que eran ineficientes y estaban desgastadas, se regeneraban después de tres o más días en ayuno de agua. Este proceso regenerativo se produjo a partir de la secreción de células madre. Recomiendo este ayuno a los pacientes que desean prevenir el cáncer o reparar partes del cuerpo lesionadas o que buscan un restablecimiento celular más profundo. Un ayuno de agua de tres a cinco días un par de veces al año puede ser milagroso para retrasar el proceso de envejecimiento, despejar el metabolismo, reiniciar tu sistema inmunitario y regenerar las células cerebrales lesionadas.

¿Cómo decides cuándo utilizar todos estos ayunos? Por eso lo llamo un estilo de vida de ayuno. En última instancia, quiero que te sientas cómoda sabiendo cómo usar los siete tipos de ayuno. Sé que algunos de estos ayunos pueden parecer abrumadores, sobre todo si eres nueva con el ayuno. Pero la investigación es clara: el ayuno cura. A medida que atraviesas la menopausia, necesitas esa sanación adicional. La menopausia es un momento crucial. Si aprendes a realizar estos ayunos, puedes retrasar drásticamente el proceso de envejecimiento.

La mayoría de mis pacientes realizan ciclos de ayuno semanales. Recomiendo que comiencen con una variación 5-1-1. Cinco días de la semana ayunan de manera intermitente de trece a quince horas. Un día a la semana hacen un ayuno más largo, esforzándose por ayunar veinticuatro horas, de cena a cena; y un día a la semana no ayunan. Este es un excelente punto de partida para construir un estilo de vida de ayuno. Otras variaciones que he alentado a los pacientes a hacer son 4-2-1 o 3-3-1.

La variación 4-2-1 es para las personas que quieren perder mucho más peso. Cuatro días a la semana ayunas de trece a quince horas. Dos días a la semana extiendes el ayuno a veinticuatro horas, de cena a cena. Un día a la semana no ayunas. Una vez más, esta es una variación útil si deseas perder mucho peso.

Por último, utilizo la versión 3-3-1 para pacientes que se encuentran en crisis de sanación grave o que se resisten enormemente a perder peso. Esta variación tiene mucho ayuno. Tres días a la semana les pido que hagan ayuno de autofagia, tres días a la semana hacen ayuno de cena a cena y un día a la semana extienden su ayuno a treinta y seis horas (sé que es un poco más de una semana). En cuanto a los ayunos más largos, como los de tres a cinco días, los recomiendo dos veces al año para mantenerse óptimamente saludables y libres de padecimientos.

Sé juguetona y curiosa con estos ayunos. Si quieres entender cómo funcionan y cuál es el mejor para ti, únete a mi Resetter Collaborative (solo en inglés). Se trata de un grupo gratuito en Facebook: <http://bit.ly/Resetters>. Es un excelente lugar para iniciarse en esto del ayuno. Tengo muchos ayunadores nuevos en los *resetters*, y conocerás en ese grupo a personas de todo el mundo que han tenido resultados increíbles con el suyo. Tomemos a Theresa, por ejemplo, una *resetter* de cuarenta y siete años a quien le gusta variar entre el ayuno intermitente, el ayuno de cena a cena y los ayunos de agua de tres días. Lo ha estado haciendo durante el último año y ha perdido más de veinte kilos. ¿No es estupendo?

¿Cuándo no debes ayunar?

Ahora que os he entusiasmado a todas con el ayuno, hablemos de cuándo no ayunar. Esto es crucial para ti si estás en medio de tu viaje hacia la menopausia. Si todavía tienes el periodo, te recomiendo encarecidamente que no hagas un ayuno largo la semana anterior a tu menstruación. Este es el momento en el que necesitas producir progesterona. Si ayunas durante veinticuatro horas o más, puedes hacer que tus niveles de progesterona bajen aún más de lo que pueden estar en el momento. El ayuno intermitente es lo adecuado durante ese tiempo. Una pregunta común que me formulan es: «¿Qué pasa si desconozco mi ciclo?». Te recomiendo que, si todavía tienes un ciclo, comiences a registrarlo incluso si es desordenado, y que te asegures de no entrar en ayunos largos (veinticuatro horas o más) si has pasado del día veintiuno de tu ciclo. Si aún tienes un ciclo, pero es esporádico, una herramienta que he encontrado útil es la aplicación Clue. La descargas en tu teléfono e introduces el día en que comienza tu ciclo. Es una forma sencilla de realizar un seguimiento de tu ciclo en constante cambio. Una vez que hayas pasado un año o más sin periodo, ya no necesitarás seguir los consejos anteriores. Puedes ayunar cuando quieras. Mi último consejo para ti sobre cómo construir un estilo de vida de ayuno es que no te dejes abrumar. Si estás leyendo esto y tienes problemas para imaginarte a ti misma realizando los más ayunos largos, comienza poco a poco. Ayunar puede ser divertido una vez que lo dominas. Cuando eliminas la comida de la ecuación, pueden ocurrir milagros.

LA HISTORIA DE RESHMA

A los cuarenta y nueve años, Reshma empezó su experiencia con el ayuno haciendo ayuno intermitente durante dieciséis horas todos los días. Encontró numerosos beneficios en esta forma de ayuno, tales como más energía y algo de pérdida de peso aquí y allá. Durante muchos años había estado luchando contra el SIBO (sobrecrecimiento bacteriano en el intestino delgado, por sus siglas en inglés), una disbiosis* intestinal que le causaba un fuerte dolor abdominal e inflamación. Con la dieta obtuvo un gran éxito en el manejo del SIBO, pero quiso intentar añadir el ayuno. Tan pronto como agregó el ayuno intermitente a la dieta que había funcionado para ella, perdió muchísimo peso. Por primera vez en años, tuvo la esperanza de que recuperaría la salud.

Como muchos de nosotros, tan pronto Reshma comenzó a sentirse saludable de nuevo, se desapegó tanto de sus hábitos alimentarios como del ayuno intermitente. El aumento de peso y los síntomas intestinales volvieron a aparecer. Sabía que tenía que regresar al carril. Fue entonces cuando personalicé un programa de ayuno para ella. Al principio, Reshma tenía dudas sobre realizar ayunos más prolongados que el ayuno intermitente. Pero había leído sobre tantas personas que obtenían resultados increíbles que quería intentarlo. Le pedí que comenzara extendiendo sus ayunos a dieciocho

---

* Alteración en la estructura de la comunidad microbiana intestinal, la cual resulta anormal frente a lo que consideramos una microbiota sana y diversa. *(N. de la T.)*

horas dos veces por semana y agregara un ayuno de cena a cena una vez por semana. Con el tiempo, le gustaron tanto estos ayunos más largos que incluso cambió uno de sus días por el ayuno seco.

Con este nuevo régimen el peso disminuyó, lo que fue muy emocionante, pero su hinchazón persistía. La animé a hacer algunos ayunos más largos, como de cuarenta y ocho horas. Esto marcó la diferencia. Perdió aún más peso y la hinchazón desapareció. Justo cuando estaba encontrando su ritmo de ayuno, desarrolló un nuevo síntoma doloroso en el oído izquierdo, el cual se mantuvo. Le hicieron una prueba de audición y una tomografía computarizada, pero encontraron todo normal. En lo más profundo de su mente, se preguntaba si estaría relacionado con sus problemas intestinales. Había logrado tanto éxito con el ayuno que decidió ver si el dolor de oído cesaba si lo aumentaba aún más.

Una mañana, despertó y dijo: «¡Hasta aquí he llegado! ¡Voy a ayunar setenta y dos horas!». Al tercer día de ese ayuno largo, el dolor desapareció. Fue como un milagro. Quedó convencida: el ayuno cura.

Ayunar durante setenta y dos horas se ha convertido en un ritual con el cual curar cualquier cosa que le aqueje. La cantidad de energía que obtiene durante sus ayunos es increíble. Su niebla mental se disipa. Incluso se vuelve más creativa. Es creadora de recetas y cuando ayuna su creatividad en la cocina es asombrosa. Rara vez experimenta la hinchazón que padecía cuando su SIBO se exacerbaba. El dolor desaparece cuando entra en un ayuno de setenta y dos horas. El mejor resultado de todos es que está a siete kilos de su peso ideal. Cuando comenzó su tránsito hacia el ayuno, pesaba setenta y siete kilos y medio; hoy ha bajado a sesenta y uno. El ayuno es verdaderamente milagroso.

Próximos pasos para construir un estilo de vida de ayuno

- Retrasar el desayuno una hora.
- Seguir retrasando el desayuno hasta que estés cómoda llegando a quince horas.
- Hacer del ayuno intermitente (de trece a quince horas sin comida) una rutina diaria regular.
- Un día a la semana, hacer un ayuno de cena a cena.
- Una vez que hayas dominado los pasos anteriores, estás lista para comenzar a experimentar con los otros ayunos.
- Unirte a mi grupo de *resetters* y probar la Fast Training Week (semana de entrenamiento para el ayuno con el fin de «ejercitar tu músculo ayunador»).

El ayuno puede sanar tu cuerpo de muchas maneras milagrosas. Si eres nueva en el ayuno y te sientes insegura, te recomiendo encarecidamente que sigas los pasos anteriores. He visto a los ayunadores más tímidos aprender rápido. El ayuno sana. Estoy muy emocionada de que lo experimentes de primera mano. Ahora hablemos de qué deberías ingerir una vez que abras la ventana de las comidas.

CAPÍTULO 7

●●●●●●●●●●●●●●●●●

Soluciones cetogénicas para la menopausia

Ahora que entiendes los principios sobre cuándo comer, hablemos de qué comer. En este capítulo quiero enseñarte qué alimentos ayudan a elevar esas hormonas en declive. Si eres como tantas mujeres, has pasado gran parte de tu vida persiguiendo calorías. Cuando querías perder peso, comías menos y hacías más ejercicio. Llamamos a esto la estrategia de «calorías que entran, calorías que salen» para perder peso, lo que es una de las peores formas de perder peso. No hay más que ver la epidemia de obesidad que tenemos. Mujeres que se mueren de hambre comiendo solo alimentos bajos en grasa y cargados de químicos y que tratan de quemar esos alimentos con largas horas en el gimnasio. Este enfoque para la pérdida de peso no solo es difícil de mantener, sino que también interfiere con su metabolismo y hace que en el futuro resulte más difícil perder peso. No te estoy diciendo que dejes de hacer ejercicio; te estoy diciendo que dejes de contar calorías.

Si no cuentas calorías, ¿qué cuentas? Recuerda, este libro se enfoca en ayudarte a usar tu estilo de vida para equilibrar tus hormonas. Tu ingesta de calorías no necesariamente mejorará la montaña rusa en la que se encuentran tus hormonas. Controlar los tipos de alimentos que consumes sí lo hará.

A partir de este momento, quiero que pienses en tu comida en términos de macros. Usamos el término «macros» para los macronutrientes que componen el contenido calórico de los alimentos. Los tres macros en los que quiero que te centres son los hidratos de carbono, las proteínas y las grasas. Cada uno de esos macros tendrá un propósito distinto en tu viaje hacia la menopausia. Cada uno elevará tus niveles de insulina, también de manera diferente.

¿Recuerdas la jerarquía hormonal? La insulina influye en las hormonas sexuales. Si deseas iniciar el proceso de equilibrar el estrógeno, la progesterona y la testosterona, primero debes asegurarte de que los tipos de alimentos que consumes no aumenten de manera constante tus niveles de insulina.

Una buena manera de comenzar a comprender cómo la dieta afecta en los niveles de insulina es observar los análisis de sangre anuales que tu médico realiza para ti. Cuando acudas a tu chequeo anual con el médico, normalmente te hará un análisis de sangre completo. En este análisis hay una medición llamada hemoglobina A1C. La hemoglobina A1C indica cuál ha sido la tendencia de tus niveles de insulina durante los últimos tres meses. Lo que quieres es que ese número sea inferior a cinco para la prevención de enfermedades y por debajo de tres para la longevidad.

La segunda forma de comprender cuánta insulina podría estar produciendo tu cuerpo es controlar de cerca tus niveles de azúcar en la sangre con un glucómetro para uso doméstico, el cual puedes encontrar en tu farmacia local. Cuando los niveles de azúcar en la sangre suben, la insulina sube. Esta es la mejor manera de medir tus niveles de azúcar con regularidad.

Hay muchos monitores para el hogar excelentes, pero el que recomiendo a nuestras pacientes es el Keto-Mojo. Animo a todas mis pacientes a realizar una lectura de azúcar en la sangre por la mañana. La lectura debe estar entre setenta y noventa miligramos por decilitro la mayor parte de los días. Si es consistentemente más alta, es posible que estés obligando a tu páncreas a producir demasiada insulina y alterando toda tu cascada hormonal.

¿Cómo se mantienen bajos los niveles de azúcar e insulina en sangre con la dieta? Todo se reduce a tus macros. Vamos a desglosar cada uno de estos macros para que puedas entenderlos mejor.

Carbohidratos

De los tres macronutrientes, los carbohidratos suelen ser los que más elevan la insulina y el azúcar en la sangre. Los carbohidratos refinados, como el pan, las pastas y las golosinas azucaradas, tendrán un mayor impacto en la insulina. Los carbohidratos fibrosos, como las frutas y las verduras, aumentarán menos el azúcar en la sangre y por lo tanto causarán menos incrementos repentinos de insulina.

Uno de los primeros pasos para controlar las altas cantidades de insulina es eliminar de la dieta los carbohidratos refinados. Lo mismo que el ayuno intermitente, este cambio por sí solo puede mejorar drásticamente tus síntomas de menopausia. Si combinas el ayuno intermitente con una dieta sin carbohidratos refinados, es posible que veas de inmediato que tu energía crece, el hambre disminuye y la claridad mental mejora. Veo cómo sucede todo el tiempo con mis pacientes. Una vez que hayas completado este paso, el siguiente es comenzar a contar tus macros. Te recomiendo que, cuando aprendas el principio de contar macros, hagas un seguimiento de ellos con una aplicación. Existen muy buenas aplicaciones para ayudarte con eso. La que prefiero se llama: Carb Manager (Gestor de Carbohidratos).

Comienza a anotar tus alimentos todos los días en la aplicación. Para mantener la insulina y el azúcar en la sangre en una zona saludable, los carbohidratos netos deben estar por debajo de los 50 gramos. Fíjate en que he dicho «carbohidratos netos». No te preocupes, la aplicación calculará los carbohidratos netos por ti. Pero es importante saber que hay una diferencia entre los carbohidratos totales y los carbohidratos netos. Los carbohidratos netos son la carga total de carbohidratos menos la fibra. La fibra es excelente para descomponer los estrógenos dañinos, quiero que consumas mucha fibra.

Cuando mantienes los carbohidratos netos por debajo de cincuenta, el nivel de azúcar en sangre debe caer dentro del rango saludable de setenta a noventa. Cuando bajes a ese rango, esto debería indicarle a tu cuerpo que produzca cetonas. Las cetonas son una señal de que el hígado ha hecho el cambio de quemar carbohidratos para obtener energía a quemar grasa para obtenerla. Esto es algo hermoso. Cuando entrenes tu cuerpo para realizar ese cambio, descubrirás que la pérdida de peso se produce más rápido.

Las cetonas también son inmensamente curativas para el cerebro, en especial el hipotálamo y la hipófisis, las partes del cerebro que coordinan toda la producción de hormonas. En tu lector de azúcar en la sangre hay una configuración para las cetonas. Intenta llevar tu lectura de cetonas por encima de 0,5. A eso lo llamamos cetosis nutricional y el rango que buscamos se halla entre 0,5 y 5,0. Mientras te encuentres en ese rango, estarás quemando grasa para obtener energía. Antes de pasar a la proteína, quiero señalar una parte importante de la reducción de la carga de carbohidratos. Una vez que veas lo bien que funciona tu cuerpo en este estado bajo en carbohidratos, será tentador seguir bajando tus carbohidratos. Esto a menudo significa sacrificar vegetales. Para la mujer menopáusica, es una mala idea. Necesitas vegetales para descomponer el estrógeno. Verás en los próximos capítulos que tengo toda una estrategia para que alimentes las bacterias de tu intestino que descomponen el estrógeno. No soy fanática de las dietas bajas en ceto para mujeres menopáusicas. Las dietas bajas en ceto a menudo implican mantener los carbohidratos por debajo de los 20 gramos. En cambio, abogo por una dieta cetobiótica. La dieta cetobiótica significa que mantienes tus carbohidratos netos alrededor de 50 gramos, lo que permite que muchas verduras y alimentos ricos en probióticos y prebióticos descompongan el estrógeno. Profundizaré en los alimentos ricos en probióticos en el capítulo 8.

Proteína

Cuando se trata de proteínas, hay dos cosas en las que quiero que pienses. La primera es la calidad de la proteína. De todos los alimentos que consumes, la carne puede ser la más tóxica. A los animales que comemos a menudo les inyectan antibióticos y hormonas de crecimiento, y generalmente se les alimenta con una dieta rica en granos. Lo que sea que pongan en esa carne entra en ti. Esos químicos pueden causar estragos en tus hormonas. El primer paso cuando se trata de proteínas es comer sano. Lo que significa que, siempre que sea posible, debes elegir carnes orgánicas de reses alimentadas con pasto. Yo lo llamo «carne limpia». Lee las etiquetas y fíjate en qué contiene la carne. Comenzarás a ver muchas etiquetas de carne en las que pone: «criada sin antibióticos», «alimentada con pasto» o «sin hormonas». Una vez que te hayas comprometido a comer proteínas limpias, veamos la cantidad de proteínas que consumes. Es común que, cuando alguien reduce los carbohidratos de su dieta, aumente la carga de proteínas. Ese no es un intercambio de funciones, porque la proteína también puede aumentar los niveles de insulina. Lo mejor es mantener la ingesta de proteínas por debajo de los 50 gramos al día. Si estás utilizando Carb Manager para medir tus carbohidratos netos, asegúrate de incluir también las proteínas. Cuando intentas entender por primera vez cuáles son tus macro-cargas, esta forma de medir puede ser muy útil.

Grasa

El tercer macro que quiero que empieces a medir es la grasa. Al igual que la proteína, tenemos grasas buenas y malas. Comer lo bueno y evitar lo malo es crucial a medida que avanzas en la menopausia. He aquí el porqué. Estás formada por billones de células. En el exterior de esas células hay receptores que captan las hormonas y les permiten entrar en las células para su activación. Toda vez que una hormona sea capaz de entrar en la célula y hacer su trabajo, tú te sentirás bien. Estos receptores se bloquean fácilmente con dos cosas: toxinas y grasas malas. Los receptores bloqueados son el beso de la muerte para una mujer que atraviesa la menopausia.

Recuerda, ya estás produciendo menos hormonas que nunca, si las hormonas que estás produciendo no pueden entrar en la célula debido al bloqueo de receptores, tus síntomas menopáusicos se exacerbarán. Por eso el primer paso para controlar tu macrograsa será asegurarte de que estás comiendo grasas buenas, no malas.

Las grasas buenas más comunes son:
- Aceite de oliva
- Aceite de aguacate

- Aceite de coco
- Mantequilla de animales alimentados con pasto
- Frutos secos crudos y mantequillas de frutos secos
- Ghee

Las grasas que debes evitar son:
- Aceite de colza
- Aceites parcialmente hidrogenados
- Aceite de soja
- Margarinas
- Aceite de maíz
- Aceite de cártamo
- Aceite de girasol

Otro concepto importante que debes recordar es que quieres que las grasas sean orgánicas y frescas. Los receptores hormonales pueden obstruirse con los pesticidas. Las grasas no orgánicas están repletas de pesticidas. Cuando te comprometes a consumir únicamente grasas orgánicas, evitas los pesticidas. Las grasas también pueden ponerse rancias si están viejas. Las grasas rancias inflamarán la membrana celular y dificultarán la entrada de las hormonas. En mi casa compramos botellas de aceite pequeñas y las reemplazamos con frecuencia para que no se nos pongan rancias. Puedes reconocer con bastante facilidad si tus aceites se han puesto rancios oliéndolos. Un aceite que se ha echado a perder tiene un olor distintivo similar al cartón mojado.

Una vez que hayas depurado tu consumo de grasas, el siguiente paso es observar la cantidad de grasa que comes. Regresa a tu Carb Manager. Debes asegurarte de que más del sesenta por ciento de todos los alimentos que consumes en un día provengan de grasas. No te recomiendo contar gramos cuando se trata de grasa, cuenta porcentajes.

El principio nutricional clave que debes tener en mente en todo momento cuando se trata de comer grasas es asegurarte de comer siempre grasas saludables. La grasa buena no solo nutre las células, sino que también cura el cerebro, reduce el hambre y te da energía buena y constante durante todo el día. Sé que para muchas de vosotras es aterrador pensar en comer tanta grasa, pero os prometo que la clave para equilibrar las hormonas y perder peso está en reducir la carga de carbohidratos, moderar las proteínas y aumentar la grasa. He visto que esto ha funcionado una y otra vez en miles de mujeres.

Si la información anterior es nueva para ti, quiero que comiences sintiéndote cómoda con estos cambios de tu dieta antes de hacer cualquier otra cosa con tu comida. Muchas de vosotras permaneceréis en los tres pasos antes mencionados (menos carbohidratos, proteínas moderadas, aumento de grasas) durante meses, antes de ir a los siguientes pasos. Cuando trabajo individualmente con una paciente, me aseguro de que los siga durante al menos el ochenta por ciento de la semana. Una vez que ha adoptado la rutina de comer de esta manera, pasará al siguiente paso: comer según su ciclo.

Come según tu ciclo

Lo que estás a punto de leer deberían habértelo enseñado cuando llegaste a la pubertad. No sé por qué no les enseñamos a todas las mujeres que sus necesidades nutricionales cambian en las diferentes etapas del ciclo. Tienes todo tipo de hormonas que aumentan en diversos momentos del mes y puedes apoyar a estas hormonas comiendo ciertos alimentos en fases específicas del ciclo.

Entiendo que la mayoría de vosotras no tenéis ciclo o vuestro ciclo es irregular, por lo que sería tentador omitir este paso. No. Déjame enseñarte primero el principio de comer según tu ciclo y hablaremos luego sobre cómo lo vas a planificar para cuando te encuentres en tu viaje hacia la menopausia.

Mientras ovulabas, tenías dos fases de ovulación: la fase folicular y la fase lútea. La fase folicular abarca desde el primer día hasta el día catorce del ciclo. Esta es la fase en la que tu cuerpo se está preparando para liberar un óvulo. La segunda fase que atraviesas en un mes se llama fase lútea. Se produce desde el día quince hasta el veintiocho, que es cuando el revestimiento del útero se prepara para la implantación de un óvulo fertilizado. En esta etapa de tu vida, lo más importante que debes entender sobre estas dos fases es que hay dos momentos en un periodo de veintiocho días en los que tienes un aumento hormonal importante: los días doce al catorce y los días veintiuno al veintiocho. El primer incremento es cuando tu cuerpo necesita el mejor estrógeno, y el segundo es cuando necesita la mayor cantidad de progesterona.

A medida que se avanza en los años de la menopausia, el estrógeno y la progesterona disminuyen rápidamente. Esta disminución es lo que hace que los periodos sean erráticos. También es lo que está contribuyendo a sus síntomas. Una vez que reconozcas esto, puedes comer ciertos alimentos en determinados momentos del mes para apoyar la producción de estrógeno y progesterona.

Ahora quédate conmigo. Sé que esto se vuelve complicado, pero voy a simplificarlo para ti. Lo primero que hay que saber es qué alimentos aumentan el estrógeno y la progesterona. Aquí te dejo algunos de mis favoritos.

Alimentos que producen estrógenos:
* Semillas de lino

- Semillas de sésamo
- Vainas de soja/edamame
- Ajo
- Albaricoques secos, dátiles, ciruelas pasas
- Melocotones
- Bayas
- Alimentos crucíferos como brócoli, coliflor y coles de Bruselas

Alimentos que forman progesterona:
- Frijoles
- Patata
- Calabaza
- Quinoa
- Frutas tropicales
- Cítricos

A primera vista, notarás que muchos de estos alimentos son ricos en carbohidratos. Incluso podrías estar preguntándote: «¿Cómo puedo mantener mi carga de carbohidratos por debajo de los cincuenta gramos y comer patata y frutas tropicales?». Aquí es donde entra en juego el comer según tu ciclo. Estas son las tres circunstancias que veo con más frecuencia entre mis pacientes a medida que atraviesan la menopausia. Lo más probable es que encajes en una de ellas.

Todavía tienes un ciclo regular

Si todavía tienes un ciclo regular o semirregular, quiero que lo sigas. Me gusta usar la aplicación Clue. Aquí estoy, a los cincuenta años, haciendo un seguimiento de mi ciclo de manera más consistente que cuando era adolescente. Ahora me río de mí misma. Pero comer según mi ciclo ha sido tan útil para mitigar los síntomas de mi menopausia que me he vuelto diligente registrándolo (cuando llega) y comiendo para generar hormonas. Una vez que hayas iniciado la rutina de seguimiento de tu ciclo, quiero que prestes atención a los dos aumentos hormonales que he mencionado antes. Durante el aumento de estrógeno, que generalmente ocurre en los días doce y catorce, te recomiendo que no cuentes macros y comas tantos alimentos que generen estrógeno como te sea posible. Durante el aumento de progesterona, que suele producirse alrededor del día veintiuno y continúa hasta que sangras, quiero que comas tantos alimentos que generen progesterona como quieras. Se aplican las mismas reglas que en los días de acumulación de estrógenos: no estás contando macros. Llamo a este estilo de comer «el reseteo hormonal de veintiocho días», porque hará efecto en la insulina, el estrógeno y la progesterona.

He enseñado a muchas mujeres este truco para regular sus hormonas y casi siempre me preguntan: «¿No subiré de peso?» y «¿No me sacará de la cetosis?». Por lo general esto proviene de mujeres que han tenido un gran éxito siguiendo los primeros pasos que he expuesto en este capítulo y tienen miedo de hacer demasiados cambios en su estilo de vida porque se sienten muy bien.

Si estas también son tus preocupaciones, esto es lo que quiero que hagas. En los días de aumento hormonal, aún puedes realizar un ayuno intermitente. Asegúrate de ayunar al menos quince horas durante ese tiempo. Cuando no estés en un momento del mes de aumento hormonal, quiero que seas disciplinada para cumplir con los macros que he establecido al principio de este capítulo y te apoyes en algunos ayunos más largos, como el ayuno de autofagia o el ayuno de cena a cena. Para perder peso, haz algunos ayunos de treinta y seis horas en cualquier momento entre los días uno y doce y de nuevo entre los días quince a veintiuno. Esta variación te permitirá generar hormonas cuando tu cuerpo lo necesite y aun así obtener los beneficios de la cetosis cuando tu cuerpo no esté tratando de producir estas hormonas clave.

¿Todavía no te convences? Déjame decirte que hablo desde la experiencia personal. Cuando descubrí lo bien que me sentía con un estilo de vida bajo en ceto y ayuno, rara vez comía carbohidratos y hacía ayunos largos con frecuencia. Esto deprimió mis hormonas sexuales y provocó un frenesí en mis síntomas menopáusicos. Tenía la progesterona tan baja que mi ciclo comenzó a hacerse esporádico. Pasé de manchar con mi ciclo a tener una hemorragia tan fuerte que pensé que debía quedarme en casa y no ir a trabajar para controlar mi flujo sanguíneo. La semana previa al ciclo estaba ansiosa y muy irritable. La ansiedad empeoraba tanto que ni siquiera podía relajarme sentada en el sofá de mi casa. Todos estos son signos de progesterona extremadamente baja. Una vez que me comprometí con el protocolo de veintiocho días de reseteo hormonal que he expuesto aquí, la locura se detuvo. Literalmente, todo, desde el manchado y las hemorragias hasta la ansiedad, se calmó por completo. Ahora noto que mis ciclos se ralentizan a medida que avanzo a través de la menopausia. Pero es un viaje más gentil y tranquilo. Salí de la montaña rusa y me siento más como si mis ovarios se estuvieran apagando poco a poco. No como los altibajos salvajes que tuve años atrás.

Tienes un ciclo errático

¿Qué haces si no estás segura de cuándo llegará tu ciclo? Esto es común cuanto más cerca estás de la fase posmenopáusica de tu vida.

Mi primer consejo es que cuando llegue tu ciclo, comiences de inmediato el seguimiento. Incluso si sangras un día. Haz de ese día el primero de tu ciclo. A continuación, sigue el restablecimiento hormonal de veintiocho días. Para muchas de mis pacientes que tienen ciclos erráticos durante su experiencia con la menopausia, el restablecimiento hormonal de veintiocho días puede devolver algo de regularidad a sus ciclos. Recuerda que la media de edad para llegar al otro lado de la menopausia es entre los cincuenta y dos y los cincuenta y cinco años. Si entras en la menopausia antes de los cincuenta, puede ser señal de un desequilibrio en tu cuerpo que debe abordarse. Seguir la estrategia anterior a menudo corrige estos desequilibrios y hace que tus ciclos sean de nuevo regulares. Ahora bien, ¿qué haces si llegas al día veintiocho y aún no hay señales de que te venga el periodo? Si es tu caso, quiero que finjas que el día veintinueve es tu primer día, aunque no tengas la menstruación. Vuelve a la aplicación Clue y márcalo como el primer día. A continuación, sigue el restablecimiento hormonal de veintiocho días comenzando desde el principio. Si tu periodo no aparece, continúa con este restablecimiento hormonal de veintiocho días hasta que seas oficialmente posmenopáusica. Si tu periodo aparece en algún momento durante este reinicio, simplemente comienza el primer día del restablecimiento hormonal de veintiocho días desde el momento en que ves sangre. Continúa con esta rutina hasta que seas posmenopáusica.

No tienes ciclo

¿Qué haces si eres posmenopáusica o no estás segura de dónde te encuentras en tu viaje menopáusico, pero no has tenido un periodo en años? Si tienes menos de cincuenta años, quiero que sigas el restablecimiento hormonal de veintiocho días como lo he descrito anteriormente para la mujer con un ciclo errático. Recuerda que es muy probable que hayas entrado en la menopausia demasiado pronto. Muchas de las mujeres de mi consulta que han perdido su ciclo antes de los cincuenta, después del restablecimiento hormonal de veintiocho días tienen el periodo de nuevo. Esto se debe a que están equilibrando la insulina y sus hormonas sexuales con este estilo de alimentación.

Si tienes más de cincuenta y no has tenido tu periodo en más de un año, lo más probable es que seas oficialmente posmenopáusica. Para ti los días de desarrollo hormonal no son tan cruciales, porque tus ovarios ya no están activos. Sin embargo, todavía necesitas algo de estrógeno y progesterona. Descubrirás que algunos días de desarrollo de hormonas pueden ser útiles. También prosperarás con una dieta más cetobiótica y, por lo general, podrás realizar ayunos más prolongados cuando lo desees. No es necesario que pienses en el mejor momento, pero sí debes enfocarte en las hormonas. Lo que recomiendo es que el ochenta por ciento del tiempo te mantengas cetobiótica usando los macros que he expuesto al principio de este capítulo (cincuenta gramos de carbohidratos netos, cincuenta gramos de proteína y más del sesenta por ciento de grasa) y, el otro veinte por ciento del tiempo, que comas para desarrollar hormonas (sin contar los macros). Dentro de una programación semanal, pasarías uno o dos días construyendo hormonas y el resto de la semana en una dieta cetobiótica.

¿Confundida? Sé que para algunas de vosotras este es un nuevo enfoque de la alimentación. Te lo resumo a continuación. Asegúrate de seguir los pasos en el orden que he expuesto. Si pasas a comer según tu ciclo antes de haber dominado el enfoque cetobiótico, te resultará más difícil. Domina primero la dieta cetobiótica y luego intenta comer según tu ciclo. Si no estás segura de cuándo va o viene tu ciclo, simplemente sigue el restablecimiento hormonal de veintiocho días. No puedes equivocarte al comer de esa manera. Aún estarás reduciendo la insulina con el enfoque cetobiótico y generando buenos estrógenos y progesterona con los días de desarrollo hormonal. En caso de que todavía estés perdida, también he resumido para ti el restablecimiento hormonal de veintiocho días al final de este capítulo.

LA HISTORIA DE REBECCA

Rebecca es una mujer posmenopáusica de cincuenta y nueve años con la que he estado trabajando desde hace algunos años. Tiene una vida ocupada, llena de muchos eventos sociales, trabajo y viajes. Cuando comencé a trabajar con Rebecca, uno de los retos a los que se enfrentó fue ser constante con el ayuno y la vida cetogénica, no por falta de deseo, sino porque su agenda estaba tan llena que le resultaba complicado lograr el impulso. Deseaba encontrar una solución para Rebecca que le permitiera obtener los resultados que quería, pero que a la vez le diera la flexibilidad necesaria para seguir divirtiéndose con sus amigos.

Lo que funcionó de maravilla con ella fue uno de los reseteos que creé para mi comunidad. El restablecimiento metabólico para la mujer, de quince días, varía entre los diferentes ayunos y estilos de alimentación para ayudar específicamente a las mujeres a perder peso. Poder realizar este reseteo varias veces al año fue clave para Rebecca. Durante el último año, lo ha hecho y ha perdido más de diez kilos. Ha sido una solución increíble que le permite flexibilidad con su calendario social, al mismo tiempo que le brinda los resultados de pérdida de peso que desea. Descubre que cada vez que la vida la descarrila o parece fuera de control, simplemente se apoya en el reinicio metabólico de quince días. Es fácil de seguir y tiene la variedad que necesita para retomar su rumbo.

La pérdida de peso no es el único resultado positivo que ha conseguido Rebecca. Cuando se lanza al reinicio de quince días, obtiene más energía, su inflamación disminuye, su rigidez muscular se alivia y su estado de ánimo mejora. Me encanta que cuente con esta herramienta para ayudarla.

Próximos pasos para comer equilibrando las hormonas

- Elimina los hidratos de carbono refinados.
- Mantén tu carga de carbohidratos por debajo de 50 gramos de carbohidratos netos.
- Come proteínas limpias.
- Mantén la ingesta de proteínas por debajo de los 50 gramos.
- Come grasas buenas; evita las malas.
- Asegúrate de que más del sesenta por ciento de los alimentos que consumes en un día provengan de grasas saludables.
- Una vez que domines estos pasos, pasa al restablecimiento hormonal de veintiocho días.

En los últimos años, la dieta cetogénica ha experimentado un tremendo aumento de popularidad y también ha recibido algunas malas críticas, en especial entre las mujeres. Esto se debe en gran medida a que a muchas mujeres no se les ha enseñado a acoplar sus dietas de carbohidratos con sus hormonas. En mi libro *Fast Like a Girl* [Ayuna como una chica], describo de forma amplia cómo las mujeres de todas las edades hacen exactamente eso. Creo con firmeza que las mujeres menopáusicas necesitan hacer la dieta cetogénica de otro modo. Lo que he trazado para ti en este capítulo es una bonita manera de obtener los estupendos beneficios de la dieta cetogénica, mientras preservas tu microbioma intestinal y equilibras tus hormonas. Lo mejor de ambos mundos.

RESETEO HORMONAL DE VEINTIOCHO DÍAS

Días 1 al 11: Dieta cetobiótica, con ayuno a elegir.

Días 12 al 14: Alimentos que acumulen estrógenos, con ayuno intermitente.

Días 15 al 21: Dieta cetobiótica, con el ayuno de tu elección.

Días 21 al 28: Alimentos que desarrollen progesterona, con ayuno intermitente.

CAPÍTULO 8

•••••••••••••••••••

Conoce tu estroboloma

Tengo una buena noticia y una mala. ¿La buena? Todo lo que acabo de enseñarte sobre la alimentación, el ayuno y las hormonas es aplicable a tus células. ¿La mala noticia? Según las estimaciones actuales, las células humanas constituyen solo alrededor del cincuenta por ciento de lo que eres. El resto de ti son bacterias, hongos, parásitos y virus. ¿Suena repulsivo? Bueno, no lo es. Estos microbios pueden hacer milagros. Lo fabuloso es que puedes alimentarlos con comida saludable y se volverán más fuertes y poderosos. En este capítulo quiero mostrarte exactamente cómo potenciar estos microbios milagrosos.

Primero, déjame presentarte a tu microbioma. «Microbioma» es el término utilizado para explicar todos los increíbles microbios que tienes viviendo dentro y sobre ti. Tienes billones de microbios diferentes en la piel, en el intestino, rodeando cada órgano y viviendo en tus membranas mucosas vaginales y nasales. Incluso tienes todo un mundo de microbios buenos en la boca. Si eres como la mayoría, te han enseñado a temer a los microbios.

Vivimos en un mundo obsesionado con matar bacterias. Contamos con una solución antibacteriana para casi todo. Pero lo que hemos olvidado tener presente es que tenemos bacterias malas y bacterias buenas. Las bacterias buenas producen algunas sustancias químicas increíbles para nosotros, como la serotonina, que nos mantiene felices, o el GABA, que nos calma el cerebro. Tenemos bacterias que controlan el sistema inmunitario y regulan el azúcar en la sangre, acelerando el metabolismo. Incluso contamos con un conjunto completo de bacterias que nos ayudan a eliminar los estrógenos dañinos de nuestro cuerpo.

Las bacterias son nuestras amigas, pero solo nos han enseñado a matarlas. Es hora de cambiar eso. Quiero enseñarte cómo nutrir y cultivar estas increíbles bacterias para que obtengas todos los beneficios para la salud que pueden ofrecer.

Hay dos formas de nutrir las bacterias buenas.

En primer lugar, debes dejar de destruirlas. Te guiaré a través de algunos de los hábitos más dañinos que están matando a estos pequeños buenos.

En segundo lugar, debes alimentarlos. No los mates y mantenlos alimentados: es así de simple. Piensa en esa bacteria buena como en una mascota que vive dentro de ti. Quieres crear un entorno en el que pueda prosperar y crecer.

¿Qué destruye las bacterias buenas?

Este mundo rico en antibióticos no solo está matando a los malos; también está destruyendo a los buenos. Si quieres nutrir tus bacterias buenas, deberás detener la profusión de insecticidas que llamamos «bactericidas». Da una ojeada a tu mundo personal en este mismo momento. ¿Dónde podrías obtener tu dosis diaria de bactericidas?

Comienza por preguntarte:

- ¿Estoy usando jabón antibacteriano?
- ¿Me cepillo los dientes o me enjuago la boca con pasta o enjuague bactericida?
- ¿Estoy comiendo carnes que contienen antibióticos?
- ¿Cuántas rondas de antibióticos he recibido en mi vida?

Cuanto mayor sea tu exposición a los antibióticos, probablemente menos bacterias buenas tendrás. Una ronda de antibióticos orales recetados puede matar hasta el noventa por ciento de las bacterias buenas, reestructurando enormemente la diversidad de tu intestino. Este es un gran problema en nuestro mundo actual. Sentimos poco respeto por estos microbios buenos. He consultado con miles de mujeres que han tomado más antibióticos de los que pueden contar. Estas mismas mujeres sufren de depresión, ansiedad e insomnio o han sido diagnosticadas con múltiples enfermedades autoinmunes. Perder estas bacterias buenas significa perder los químicos que te mantienen sana y feliz. Es tan importante que comprendas este concepto que quiero asegurarme de que la primera tarea que asumas para restablecer tu microbioma sea la siguiente: detener el flujo de antibióticos.

Una vez que hayas logrado esto, el siguiente paso que quiero que des es reducir la cantidad de toxinas que entran en tu cuerpo. Esto se aplica tanto para las toxinas que entran por la boca como a las que se ponen en la piel. Profundizo en las toxinas en el próximo capítulo, pero por ahora quiero que entiendas que cuanto mayor sea tu carga tóxica menos bacterias buenas tendrás.

La forma más sencilla de dejar de intoxicar tu intestino es renunciar a comer alimentos artificiales. No todos los alimentos son iguales. Hay alimentos reales, creados por la naturaleza, y alimentos falsos que el hombre hizo. Los alimentos reales, como las frutas y las verduras, no suelen destruir el microbioma intestinal. Lo nutren. Los falsos alimentos como los conservantes, los edulcorantes artificiales, los colorantes alimentarios, los aditivos alimentarios o los aceites hidrogenados dificultarán el desarrollo de tus bacterias buenas. Aquí tienes una lista de alimentos de los que te recomiendo que te mantengas alejada regularmente, ya que destruyen tus bichitos felices:

- Glutamato monosódico (MSG)
- Colorantes alimentarios artificiales
- Nitrito de sodio
- Goma guar
- Jarabe de maíz de alta fructosa
- Edulcorantes artificiales
- Grasas trans (como aceites parcialmente hidrogenados, aceite de canola o aceite vegetal)

Encontrarás la mayoría de los alimentos artificiales en los pasillos centrales del supermercado. Suelen tener una larga vida útil y poco valor nutricional. Te recomiendo que compres en el perímetro del mercado tanto como te sea posible. Ahí es donde encontrarás los alimentos más perecederos, que pueden no durar tanto tiempo en tu frigorífico, pero harán maravillas con tus bacterias buenas.

Una última reflexión sobre la muerte de las bacterias buenas: el mundo microbiano es increíblemente inteligente y las bacterias se comunican a menudo entre ellas. Esto es especialmente cierto con el microbioma intestinal y el microbioma cutáneo. Todo lo que introduzcas en tu estómago saldrá expulsado a través de tu piel. Esto es lo que vemos con el acné. Las bacterias intestinales tienen problemas para descomponer los lácteos, por lo que son expulsados a través de la piel. También lo vemos al revés. Lo que te pones en tu piel puede afectar tu intestino. Si te aplicas de manera constante productos químicos tóxicos o jabones bactericidas en la piel, esto tendrá un efecto adverso en los microbios de tu intestino. Este es un concepto tan importante que en mi protocolo del restablecimiento del microbioma (Microbiome Reset) te recomiendo usar lociones ricas en probióticos como Derma Colonizer, de Systemic Formulas, para mantener feliz el microbioma de tu piel, apoyando así un microbioma intestinal saludable.

¿Con qué alimentar tus bacterias buenas?

Ahora que tienes una idea de cómo detener la destrucción de tus bacterias buenas, hablemos de cómo puedes alimentar y mantener a estos bichos felices. Hay tres categorías de alimentos que a los microbios buenos les gusta comer: polifenoles, probióticos y prebióticos. En el libro *In Defense of Food* [En defensa de la comida], Michael Pollan afirma: «Coma, no demasiado, principalmente plantas». Está en lo cierto y yo no podría estar más de acuerdo con él. Las plantas son el combustible para el buen microbioma. Cuanto más las comas, más felices estarán tus bacterias buenas. Los alimentos con polifenoles y prebióticos te ayudarán a cultivar las bacterias buenas que ya tienes, mientras que los alimentos ricos en probióticos agregarán bacterias buenas a tu intestino. Necesitas el equilibrio diario de estas tres categorías de alimentos.

Mis alimentos polifenólicos favoritos son:
- Clavos
- Aceitunas
- Chocolate negro

- Bayas
- Frutos secos crudos
- Vino tinto

Mis alimentos prebióticos favoritos son:
- Semillas de chía
- Semillas de cáñamo
- Semillas de lino

Mis alimentos ricos en probióticos favoritos son:
- Chucrut
- Kimchi
- Yogures ricos en probióticos
- Bebidas ricas en probióticos (kombucha, agua de kéfir)
- Kéfir de leche cruda

Desafortunadamente, no contamos con investigaciones específicas sobre la cantidad de estos alimentos que deberías comer todos los días. Pero ten presente que la diversidad de los alimentos es clave. En una entrevista reciente que le hice a la doctora Terry Wahls, autora de *The Wahls Protocol* [El protocolo Wahls], me habló sobre lo importante que puede ser la diversidad en la ingesta de plantas. La doctora Wahls tiene una historia increíble. Ella alivió sus síntomas de esclerosis múltiple a través de la dieta. Te recomiendo encarecidamente que eches un vistazo a su charla TED llamada: *Minding Your Mitochondria* [Cuidando tus mitocondrias]. Lo que más me llamó la atención de nuestra conversación fue su compromiso de incluir más de doscientas plantas diferentes en su dieta a lo largo de un año. ¡Pruébalo! Es un reto divertido. Me gustó tanto la idea que dedico un día entero de mi programa Forever Young Reset (Reinicio para una eterna juventud) a la diversidad de plantas. Ese día hago que las personas ayunen veinticuatro horas para estimular la producción de células madre intestinales y que continúen luego con quince plantas distintas que alimenten su microbioma intestinal bueno.

Te presento a tu estroboloma

Todas tus bacterias buenas sirven a diferentes propósitos. Algunas producen neurotransmisores. Otras te protegen contra el colesterol alto y otras te ayudan a descomponer las vitaminas del complejo B de tus alimentos, de modo que puedan absorberse con mayor facilidad. Estas bacterias viven ocupadas. Entre ellas, hay un grupo de bacterias que te resultarán especialmente útiles en tu viaje hacia la menopausia. Se llaman «estroboloma». Este grupo de bacterias tan útiles hacen dos cosas por ti: descomponen los estrógenos tóxicos y activan el estrógeno útil. Son las bacterias que deseas que se desarrollen.

Tu estroboloma está formado por un grupo de más de sesenta bacterias. Cuando estas bacterias prosperan, tus hormonas lo hacen igualmente. Los microbios del estroboloma también producen beta-glucuronidasa, una enzima clave que necesitas para garantizar que la pequeña cantidad de estrógeno saludable que produces en los años de la menopausia se active en tus células. Cuanta más beta-glucuronidasa tengas, menos estrógeno bueno se excreta del cuerpo.

Recuerda, cuentas con estrógeno bueno y estrógeno malo. Si deseas prosperar en los años de menopausia, querrás asegurarte de tener mucho de lo bueno y ser capaz de eliminar lo malo. Cuando los microbios intestinales están desequilibrados, la actividad de la beta-glucuronidasa puede verse alterada. Esta disbiosis puede conducir a un desequilibrio de estrógenos. El exceso de estrógenos es fuente de muchas patologías y enfermedades crónicas.

Síntomas comunes de que tu estroboloma está desequilibrado:

- Hinchazón y malestar digestivo
- Acné
- Libido baja
- Menstruaciones abundantes, ligeras o irregulares
- Senos sensibles, hinchados y/o fibroquísticos
- Cefaleas
- Aumento de peso
- Sofocos
- Humor variable
- Síndrome de ovario poliquístico (SOP)
- Cánceres de mama o de ovarios

La forma más sencilla de entender tu estroboloma es con una prueba de heces hecha en casa. La prueba que recomiendo se llama Gut Zoomer, de Vibrant Wellness. Esta prueba de heces no solo te dirá qué patógenos debes matar, sino que también te dirá si tiene el equilibrio adecuado de bacterias buenas. Esto es increíblemente útil si estás tratando de equilibrar tus hormonas, perder peso, eliminar el dolor crónico o devolver la felicidad a tu cerebro.

Dos de mis bacterias favoritas en el estroboloma son *Lactobacillus reuteri* y *Lactobacillus rhamnosus*. Mantente atenta a estas bacterias cuando compres probióticos. Son las bacterias que equilibran el estrógeno. Ambas están presentes en mi suplemento favorito para mujeres menopáusicas: Femicrine, de Systemic Formulas.

Una de las formas en que puedes nutrir esas dos bacterias es agregando más fitoestrógenos a tu dieta. Algunos de los fitoestrógenos más útiles para dar soporte a tu estroboloma son:

- Cohosh negro
- Brócoli
- Zanahoria
- Bayas de árbol casto
- Café orgánico
- Dong Quai (angélica china, ginseng hembra)
- Onagra
- Leguminosas (judías, guisantes, cacahuetes)
- Raíz de regaliz
- Naranjas
- Trébol rojo
- Soja orgánica (tofu, tempeh, miso, leche de soja)

Haz feliz a tu hígado

El hígado es otro órgano que descompone el estrógeno. El hígado, la vesícula biliar y el intestino delgado trabajan en estrecha colaboración. Si cuidas mucho tu microbioma intestinal, pero estresas tu hígado, de igual modo terminarás con hormonas desequilibradas.

Algunas de las mejores prácticas para una función hepática óptima son:

- Minimizar los factores estresantes del hígado como el alcohol, los medicamentos, los alimentos fritos y los postres azucarados.
- Aumentar el consumo de verduras crucíferas como las coles de Bruselas, el brócoli y la coliflor.
- Realizar unciones de aceite de ricino (3 veces por semana).
- Intentar realizar un enema de café (1 vez por semana).
- Tomar suplementos con nutrientes clave para un hígado que puede estar en dificultades.

Purga tus patógenos

Una nota final con relación a los microbios de tus intestinos que debes abordar: además de presentar deficiencia de buenas bacterias, posiblemente deberás eliminar algunos patógenos. Ellos son los *bullies* de tu microbioma intestinal. Secuestran el territorio dentro de tu intestino y dificultan el crecimiento de la bacteria buena. También pueden controlar tus antojos y causarte síntomas desagradables.

Los patógenos se presentan en formas variadas: parásitos, virus, bacterias y hongos. El patógeno que veo que más daño hace al equilibrio hormonal es la *Candida albicans*. Se trata de un hongo que te hace desear los carbohidratos refinados, el azúcar y el alcohol. Puede causarte niebla mental, hacerte difícil perder esa gordura indeseada y contribuir a las infecciones vaginales por hongos.

Hay varias formas de saber si tienes ese patógeno en tu intestino. Los antojos son un buen inicio. Mis pacientes que tienen antojos incontrolables de azúcar generalmente tienen *Candida*. La fuente de combustible preferida de la *Candida* es el azúcar, por lo que, para mantenerse viva, te hace desearlo. Los síntomas de la cabeza, como la confusión mental o el zumbido en los oídos, son síntomas reveladores, al igual que cualquiera de los signos clásicos de la candidiasis, como erupciones cutáneas, picazón en la piel o infecciones vaginales recurrentes.

Observa tu lengua a primera hora de la mañana. Si hay una capa blanca o amarilla en ella, también puede ser un signo de *Candida*. Esta cubierta aparece sobre todo durante el ayuno. Una prueba de heces como Gut Zoomer también confirmará si la *Candida* o cualquier otro patógeno está presente en tu intestino.

Resetea tu microbioma

Como puedes ver, hay muchas cosas en tu microbioma intestinal. Es un sistema frágil y complicado, pero, si lo cuidas mucho, te será de gran utilidad. Debido a su importancia para tu salud general, quería dejarte el protocolo Microbiome Reset (reseteo de microbioma) que establecí para todos mis pacientes. Junto con las demás recomendaciones de las que he hablado en este capítulo, aquí hay tres adiciones importantes que yo haría a tu rutina diaria:

Cambia de pasta de dientes

Exhorto a mis pacientes a usar una pasta de dientes prebiótica que alimente las bacterias buenas de la boca. Esas bacterias te ayudarán a descomponer los alimentos para que no envíes a tu estómago comida no digerida. Si te faltan estas bacterias bucales buenas, enviarás alimentos al estómago que no estarán predigeridos. Esto a menudo puede ocasionar que los alimentos no digeridos se fermenten en el estómago, lo que nutre aún más a la *Candida*. La marca que recomiendo a mis pacientes es Revitin.

Usa crema para el cuerpo probiótica

¿Recuerdas la conexión entre la piel y el intestino? Cuando salgas de la ducha, quiero que te pongas en el abdomen una loción probiótica. Esto va a hacer que las bacterias útiles se trasladen desde la piel al intestino. Asegúrate de aplicarte un poco de loción en el ombligo, ya que hay una conexión placentaria de ahí a tu hígado. Existen en el mercado muchas buenas lociones probióticas. La que más me gusta es Skin Colonizer, de Systemic Formulas.

Reemplaza los microbios faltantes

Es importante que ingresen diariamente a tu intestino bacterias protectoras clave. Pero el suelo en el que se cultivan la mayoría de los alimentos está agotado de minerales y bacterias beneficiosas. Por eso, recomiendo un suplemento llamado Ion Gut Support, de Intelligence of Nature, que ayuda a reponer las bacterias clave que faltan y que solían estar en nuestros suelos. Ion Biome fue creado por el doctor Zach Bush, un endocrinólogo que se dio cuenta de que muchos de sus pacientes estaban enfermos debido a la falta de microbios. Descubrió que a los suelos en los que crecen los alimentos les faltan bacterias clave que sí estaban en ellos hace décadas. Cuando reintrodujo estas bacterias en los intestinos de sus pacientes, estos comenzaron a sanar. Bajo el microscopio, el doctor Bush y su equipo notaron que estas bacterias faltantes sellaron un intestino permeable en los veinte minutos posteriores a su ingestión. Una vez sellado el intestino permeable, las toxinas ya no pueden ingresar en el torrente sanguíneo. Debido al poder sanador de estos microbios faltantes, este es el único suplemento que recomiendo tomar a todos mis pacientes. Incluso tienen un aerosol nasal que ayudará a proporcionar bacterias protectoras para las membranas mucosas nasales.

Con suerte, estarás sintiendo que hay mucho que puedes hacer para apoyar tu microbioma. El microbioma es una nueva frontera. Cada día, los investigadores descubren más sobre lo útiles que pueden ser las bacterias para nuestro cuerpo. ¡Tú puedes! Restablecer tu microbioma puede ser divertido.

LA HISTORIA DE MARY

Cuando Mary llegó a la cuarentena, comenzó a experimentar insoportables migrañas, insomnio y una caída excesiva de pelo, lo cual afectó drásticamente a su trabajo y a su vida personal. Se hallaba en la mitad de su viaje hacia la menopausia, y no encontraba remedio a sus males. La vida se le venía encima. Se sentía estresada, cansada e infeliz y buscaba respuestas de manera desesperada.

Mary había sufrido fatiga crónica a los treinta debido a desequilibrios suprarrenales, tiroideos y digestivos. Había pasado gran parte de la treintena siguiendo tratamientos que la ayudaran. Entonces, llegó a los cuarenta y todos los síntomas reaparecieron. Por entonces ya seguía una saludable dieta paleo antiinflamatoria, había realizado significativos cambios en su estilo de vida y estaba dedicada a sus prácticas de yoga y meditación.

Uno de los superpoderes de Mary es que es increíblemente tenaz y está dispuesta a ser proactiva, en especial cuando se trata de su salud. Había visitado a un sinnúmero de médicos holísticos y estaba dispuesta a hacer cualquier cosa para curarse. La parte desalentadora para ella era que, a pesar de todos sus esfuerzos, seguía sin mejorar. Sus noches de insomnio y la caída excesiva de pelo le causaban tanta ansiedad y estrés que estaba desesperada por una nueva solución.

Leyó mi primer libro, *The Reset Factor* [El factor reiniciador], y resonó con mi enfoque multiterapéutico personalizado para sanar el cuerpo. Luego se acercó a mí para una consulta. Cuando me senté con ella por primera vez, tenía una misión: ayudar a Mary a llegar por fin a la raíz de sus síntomas.

Lo primero que hice con ella fue realizarle una serie de pruebas de medicina funcional para averiguar por qué no estaba sanando. Las pruebas revelaron que tenía intestino permeable, fatiga suprarrenal y niveles bajos de progesterona y estrógeno. Con estos resultados, creé un plan de acción para ella combinando varias de mis herramientas curativas favoritas. Mary recuperó la salud rápidamente: no más migrañas, noches de insomnio, ansiedad, agotamiento ni pérdida de cabello. Una gran parte de su curación tenía que ocurrir en sus entrañas. Una vez que encontré la guía correcta para su intestino, sus hormonas también mejoraron.

Han pasado dos años desde que hice a Mary las pruebas por primera vez. Ahora tiene una energía increíble y el año pasado pudo cumplir uno de sus sueños: viajar a Bali y a Italia sin complicaciones de salud. Ahora sabe que para ella todos los caminos de curación conducen a su intestino. Si quiere mantenerse en su mejor estado, solo necesita usar las herramientas que le enseñé para conservar su intestino en buena forma. No solo se siente mejor de lo que se había sentido en décadas, sino que también ha recuperado el control de su salud. Esa es una situación ideal de alcanzar.

Próximos pasos para resetear tu microbioma

- Minimiza la cantidad de bactericidas que tocas o ingieres.
- Evita los tóxicos alimentos falsos, llenos de químicos sintéticos y aceites nocivos.
- Agrega a tu dieta alimentos ricos en polifenoles, prebióticos y probióticos.
- Da soporte a tu hígado.
- Nutre tu estroboloma.
- Analiza y elimina cualquier patógeno.
- Súmate al reinicio diario del microbioma.

Ha sido muy inspirador servir a la salud desde la perspectiva de la medicina funcional durante los últimos veintitrés años. Mucho ha cambiado en la forma en que vemos nuestra salud. Solíamos pensar que la salud estaba determinada solamente por los genes. Luego aprendimos sobre la ciencia de la epigenética y cómo el estilo de vida puede activar y desactivar los genes.

Más tarde, en 2007, se lanzó el Proyecto Microbioma Humano y nuestra percepción de los genes cambió una vez más. Este proyecto de seis años descubrió que las bacterias que se encuentran en diferentes partes del cuerpo tienen un efecto enorme en nuestra expresión génica. El Proyecto Microbioma Humano también nos brindó un profundo respeto por las bacterias útiles que pueden tener un efecto poderoso sobre el metabolismo, reducir el colesterol, producir neurotransmisores y regular el sistema inmunitario. En pocas palabras: debemos cuidar mejor esas bacterias. Desde el nacimiento del Proyecto Microbioma Humano, cada vez surgen más investigaciones sobre lo milagrosas que pueden ser las bacterias para nuestra salud. Es un momento emocionante. Una vez que aprendas a alimentar a estos útiles microorganismos, verás lo bien que pueden hacerte sentir.

CAPÍTULO 9

¿Es la desintoxicación más importante que el estilo de vida?

Vivimos en la época más tóxica de la historia de la humanidad. En los últimos sesenta años, más de ochenta y siete mil nuevos productos químicos han entrado en el medioambiente. Estas toxinas han penetrado en los alimentos, el agua y los suelos. Están en los muebles, en los productos de belleza y entretejidos en la tela de la ropa. Incluso estamos expuestos a toxinas en el sillón del dentista, con la vacuna anual contra la gripe y en los medicamentos. Se sabe que muchas de estas toxinas llamadas carcinógenas causan cáncer, y otras, llamadas neurotoxinas, dañan el tejido nervioso. Estas toxinas se almacenan en los tejidos del cuerpo y dañan el tejido sano. Se están bioacumulando a un ritmo más rápido que nunca y el cuerpo humano sufre a causa de ello.

Nadie padece más por este aumento en la carga de toxinas que la mujer menopáusica. Déjame decirte por qué. Los cambios drásticos en las hormonas durante los años de la menopausia estimulan la liberación de toxinas por los tejidos del cuerpo. Por ejemplo, el plomo habita en los huesos y, a menudo, se libera durante los años de la menopausia. Esto se suma a la pesadilla hormonal de las mujeres menopáusicas porque, a medida que se libera el plomo, se desplazará a otra parte de su cuerpo. A las toxinas les encanta acumularse en el tejido nervioso y en la grasa. Tu cerebro está formado por ambos elementos. Esto hace que sea extremadamente vulnerable a la bioacumulación de toxinas. Pero recuerda: estás diseñada de forma milagrosa. Viniste con una barrera protectora que rodea tu cerebro para protegerlo de las sustancias químicas nocivas. Se llama «barrera hematoence-fálica». Protege al cerebro con excepción de tres áreas: el hipotálamo, la hipófisis y la glándula pineal, justo las áreas que controlan toda la producción hormonal. Una vez que las toxinas se asientan allí, todo tu sistema hormonal se descontrola.

No importa lo limpio que sea tu estilo de vida, desintoxicar tu cerebro es fundamental. Es un camino de regreso hacia la restauración del equilibrio de tus hormonas que ya están en declive. Esto es exactamente lo que me ocurrió. Cuando la menopausia me afectó con fuerza, viví lo más posible un estilo de vida limpio y saludable. Pero todavía tenía terribles sofocos, problemas para dormir, cambios de humor, problemas con mi claridad mental y poca energía. El detalle que no abordé era mi carga tóxica. No fue hasta que aprendí a deshacerme de las toxinas ambientales cuando recuperé mi vida. En este capítulo, te enseñaré qué toxinas debes buscar y qué puedes hacer para eliminarlas de forma adecuada de tu cuerpo.

Cuando se trata de desintoxicación, las primeras preguntas que debes hacerte son: «¿Qué toxinas me están afectando más?» y «¿Cómo diablos voy a deshacerme de ellas?». La parte difícil de manejar tu carga tóxica es comprender la gran cantidad de toxinas a las que estás expuesta a diario. He intentado comprender los más de ochenta y siete mil productos químicos que se han introducido en el medioambiente en los últimos sesenta años. Esta búsqueda me ha conducido a través de madrigueras de conejo de la investigación, tratando de llegar al fondo de qué toxinas son las más dañinas. Pero, en lugar de aburrirte con largas listas de sustancias químicas, las he dividido en tres categorías principales: químicos permanentes, alteradores endocrinos y metales pesados.

Químicos permanentes

Las PFA, que son sustancias perfluoroalquiladas y polifluoroalquiladas, comprenden una clasificación de más de cinco mil sustancias químicas que son increíblemente persistentes en el medioambiente y que pueden acumularse con rapidez en nuestro cuerpo. Las PFA se han relacionado con una función inmune disminuida, afecciones de la tiroides, enfermedad renal, colesterol elevado y problemas reproductivos. Lo que quizá sea lo más aterrador de estos químicos es que están señalados como posibles carcinógenos y no salen del cuerpo con facilidad. Los estudios demuestran que las PFA tienen una vida media de noventa y dos años en el ambiente y de ocho años en el cuerpo humano. ¿Ves por qué se les llama productos químicos «permanentes»? Estas desagradables toxinas planean quedarse largo tiempo.

Las PFA no solo afectan a una parte del cuerpo; también pueden tener un efecto sistémico. Según el Grupo de Trabajo Ambiental (Evironmental Working Group), el sistema inmunitario es particularmente vulnerable a las sustancias químicas permanentes, y nuevos estudios sugieren que existe una fuerte conexión entre la exposición a PFA y la función inmune disminuida, una menor efectividad de las vacunas y un mayor riesgo de enfermedades autoinmunes.[7]

Piensa en esto un momento. ¿Alguna vez has trabajado en un lugar con un frío extremo? Algunas personas se resfrían y otras no. ¿Por qué? ¿Qué pasa si su carga tóxica influye en la capacidad de su reacción inmune?

¿Qué pasa con el aumento de las enfermedades autoinmunes? En la actualidad existen estudios que demuestran que la genética contribuye en tan solo el treinta por ciento de todas las condiciones autoinmunes. El otro setenta por ciento se debe a toxinas ambientales.[8] Las mujeres tienen una mayor incidencia y prevalencia de este tipo de enfermedades que los hombres, y el ochenta y cinco por ciento o más de los pacientes con enfermedades autoinmunes múltiples son mujeres. Estas enfermedades a menudo aparecen en momentos de cambios hormonales radicales, como la menopausia.[9]

¿Cómo se pueden evitar estas sustancias químicas? Bueno, desafortunadamente, es casi imposible evitarlas por completo. Están en el agua potable, los envases de alimentos, la tapicería, los colchones, los tratamientos de las alfombras, las sartenes de teflón e incluso en la ropa.

Hay algunas medidas inteligentes que puedes tomar para reducir tu exposición:

- Reemplaza las sartenes con teflón por las de hierro fundido.
- Evita los alimentos preenvasados que vengan en recipientes de poliestireno, plástico o recipientes de cartón para llevar.
- Al comprar muebles busca materiales orgánicos.
- Invierte en un filtro de agua de ósmosis inversa.

Alteradores endocrinos

Los alteradores endocrinos (EDC, por sus siglas en inglés) también son omnipresentes en el medioambiente. Es posible que hayas oído hablar de los alteradores endocrinos asociados a cánceres hormonales como el de mama o de ovario. Pero estas sustancias químicas no tienen que ocasionarte un diagnóstico de cáncer para causarte problemas. Los alteradores endocrinos son capaces de alterar el equilibrio del estrógeno y la progesterona, dejándote con pérdida de cabello, sofocos, ansiedad, insomnio y aumento de peso inmotivado.

Los alteradores endocrinos más comunes son:

- Plásticos con bisfenol A (BPA)
- Bifenilos policlorados (PCB)
- Diclorodifeniltricloroetano (DDT)
- Dioxinas
- Pesticidas
- Parabenos
- Ftalatos
- Metales pesados

Se sabe que los químicos alteradores endocrinos bloquean los receptores hormonales. Los receptores son los contactos en la célula que permiten que las hormonas ingresen en ella para activar una acción específica en su cuerpo. Por ejemplo, la hormona T3 entra en las células y activa el metabolismo. Si una toxina está bloqueando el receptor, esa hormona no puede entrar y te quedarás con un metabolismo lento.

¿Recuerdas que el cerebro envía una señal a ciertas glándulas endocrinas para que secreten hormonas? Si tu cerebro está sano y la glándula endocrina funciona bien, aún puede mostrar signos de desequilibrio hormonal debido a receptores bloqueados. Este es un escenario común con síntomas tiroideos.

Muchas mujeres experimentan síntomas de un problema de tiroides, pero aun así sus médicos revisan sus análisis de sangre y dicen que están bien. Entonces ¿por qué no se sienten bien? O, peor todavía, a muchas mujeres se les administran medicamentos para la tiroides y continúan sintiéndose fatal. Si es tu caso, es muy probable que tus problemas de tiroides no sean un problema glandular, sino más bien de receptores bloqueados.

Minimizar tu exposición a los alteradores endocrinos supondrá una gran diferencia en tu salud hormonal. Los cambios más acertados que puedes realizar para reducir tus EDC son los siguientes:

Escanea tus productos de belleza

Think Dirty (Piensa Sucio) es una aplicación desarrollada por Breast Cancer Prevention Partners (Socios en la Prevención del Cáncer de Mama) que te permitirá escanear tus productos de belleza para ver si contienen carcinógenos, alteradores hormonales o alérgenos. Recomiendo a mis pacientes que escaneen todo lo que entra en su piel o cabello. Lo deseable es que esos productos obtengan una puntuación de tres o menos en la escala Think Dirty.

Come orgánico

Comer orgánico ya no es solo para hippies. Es para cualquier persona que quiera mantenerse saludable y prevenir enfermedades. Los pesticidas no solo son carcinógenos conocidos, sino que también bloquean los receptores de las hormonas.

Una glándula endocrina que resulta especialmente vulnerable a los pesticidas es la tiroides. Los plaguicidas pueden bloquear los receptores de las hormonas tiroideas y destruir el tejido tiroideo sano. A menudo se compara la tiroides con el canario de la mina de carbón. Un mal funcionamiento de la glándula tiroides es una señal de que la carga tóxica es alta.

Los alimentos orgánicos están en todas partes ahora. Si los costes son motivo de preocupación, debes comenzar con la carne. Hay más pesticidas en los animales que comemos que los que se rocían en las frutas y verduras. El siguiente paso es seguir las directrices Clean Fifteen (Quince Limpios) y Dirty Dozen (Docena Sucia) del Environmental Working Group (Grupo de Trabajo Ambiental). Esta es una poderosa lista que nos indica qué frutas y verduras deberíamos comprar orgánicas y cuáles no se fumigan tan intensamente (es decir, está bien comprarlas en su presentación convencional). En mi casa comemos muchos aguacates, que se encuentran en la lista de los quince limpios. Dado que los aguacates orgánicos cuestan el doble que los convencionales, solemos comprar los convencionales.

Desecha el plástico

Los plásticos con BPA también están destruyendo tus hormonas. No solo dañan todas las glándulas endocrinas, sino que, además, bloquean los receptores y se instalan en el cerebro. Si todavía estás utilizando bolsas de plástico o recipientes de plástico para la comida, ahora es el momento de dejar de hacerlo. Los químicos de los plásticos se filtran a los alimentos y contribuyen a los síntomas de la menopausia.

En mi casa utilizamos recipientes de vidrio, tanto para guardar las sobras como para todas nuestras botellas de agua. Fue un cambio fácil y solo me llevó un día ir a la cocina y tirar todo lo que parecía contener plástico. Se trata de un esfuerzo valioso que te ahorrará muchas noches de insomnio y algunos sofocos.

Entrena tu lente tóxica

Quiero que comiences a mirar todo lo que comes, bebes, respiras o tocas a través de una lente tóxica. Pregúntate: «¿Hay sustancias químicas aquí? ¿Puedo encontrar una versión natural de esto?». A estos los llamo cambios laterales. Simplemente estás cambiando una versión tóxica por una natural. Un gran ejemplo de algo que puedes cambiar con facilidad son los ambientadores. Los ambientadores comerciales para el automóvil y el hogar son reconocidos alteradores endocrinos.[10] ¿Puede reemplazarlos por aceites esenciales y difusores?

¿Qué pasa con los alimentos preenvasados? ¿Cuáles puedes hacer tú misma? Por ejemplo, las palomitas de maíz para microondas son terriblemente tóxicas. Yo compro granos de maíz orgánicos para hacer las palomitas en casa. No solo puedo evitar los EDC y los químicos permanentes, sino que también puedo rociar un poco de mantequilla de animales alimentados con pasto sobre mis palomitas.

Una vez que comiences a ver todo a través de una lente tóxica, se convertirá en una segunda naturaleza elegir los artículos más saludables y no tóxicos. Tomar conciencia es el primer paso. Es como comprar un coche. Una vez que sabes el coche que quieres, lo ves en todas partes de la carretera. Lo mismo ocurrirá con las toxinas. No solo comenzarás a identificar elementos tóxicos, sino que también desarrollarás papilas gustativas que te dirán si un alimento es fresco o tóxico. Te lo prometo, es un músculo que puedes entrenar. Una vez que lo entrenes, tu salud mejorará muchísimo a largo plazo.

Esto fue lo que le ocurrió a Terri, una paciente posmenopáusica de cincuenta y cuatro años con problemas hormonales. A pesar de que no había tenido un periodo en más de tres años, todavía experimentaba sofocos, tenía problemas para dormir y, por mucho que lo intentaba, no lograba perder peso. Le hice una prueba DUTCH y descubrí que sus metabolitos de estrógeno dañino eran extremadamente altos. Ella era novata en la comprensión de su entorno tóxico. Le pedí que observara las toxinas a las que podría estar expuesta de forma repetida cada día.

En ese momento, Terri no comía productos orgánicos; muchos de sus limpiadores domésticos y productos de belleza eran altamente tóxicos y andaba siempre a la carrera, por lo que con frecuencia comía alimentos envasados en plásticos. Sin embargo, estaba en verdad comprometida con su salud y sabía que tenía que cambiar. Pasó varios meses desprendiéndose de sus hábitos tóxicos. Con cada cambio importante en su entorno tóxico, los síntomas mejoraron. Al cabo de un año, los sofocos desaparecieron y, finalmente, comenzó a perder peso y volvió a dormir. Lo estaba haciendo tan bien que decidimos realizar otra prueba DUTCH. Los metabolitos de estrógeno dañino habían disminuido. Eliminar las toxinas de su mundo le salvó la vida. Estoy muy orgullosa de ella.

Metales pesados

Los metales pesados son la pesadilla de la mujer menopáusica. Muchos metales, como el plomo y el mercurio, viven en los tejidos y se liberan en el torrente sanguíneo en momentos de cambios hormonales: pubertad, embarazo y menopausia. Una vez en el torrente sanguíneo, con frecuencia van al cerebro y causan estragos en las partes que regulan las hormonas.

Los metales pesados son las toxinas más dañinas de todas. Pueden ser la razón principal por la que pierdes la memoria, te sientes deprimida e irritable y no duermes. Muchos de esos metales los acumulaste hace años sin saberlo. En algunos casos, tu madre te transmitió la carga de metales pesados que portas cuando estabas en el útero. En algunas mujeres, las cargas de metal son altas debido a la exposición generacional de su madre o abuela. Este fue el caso en mi tránsito menopáusico.

Debido a que los metales pesados se liberan de los tejidos donde se encuentran almacenados, pueden acercarse a ti con sigilo. Sé que una mujer menopáusica está lidiando con la toxicidad de metales pesados cuando me dice: «De la nada, comencé a tener problemas para dormir», o «Todos mis viejos trucos para perder peso ya no funcionan», o «Siento lástima por mi pobre marido, porque estoy tan irritable y me altero muy fácilmente». Son señales clásicas de que se están liberando metales pesados de sus depósitos y obrando su efecto.

Dos de los metales más comunes que contribuyen a tu montaña rusa de la menopausia son el plomo y el mercurio.

Plomo

He realizado pruebas en miles de pacientes para detectar metales pesados y ninguno ha resultado libre de plomo. El plomo vive en tus huesos. Durante la menopausia, se liberará en el torrente sanguíneo, irritando los nervios, debilitando los huesos y ralentizando la memoria. No puedo decirte la cantidad de casos que he visto de mujeres menopáusicas con altos niveles de plomo que son osteoporóticas, experimentan dolor crónico, están deprimidas y comienzan a tener dificultades para encontrar las palabras. Se trata de señales clásicas de toxicidad por plomo. Pienso en el plomo como un supresor. Ralentiza los pensamientos, te roba la alegría, debilita tus huesos y te deja con un sordo dolor crónico.

Mercurio

El mercurio, por otro lado, es excitador. Es el metal que te hace sentir agitada, irritable e inquieta y que te mantendrá despierta por la noche. Es más bien estimulante. La ansiedad ya es alta en las mujeres menopáusicas debido a la disminución en los niveles de progesterona, pero, si a eso le agregas una alta carga de mercurio, tienes a una mujer menopáusica irritable. Hay maneras de minimizar tu exposición a metales pesados tóxicos. Algunos de los lugares más comunes en los que estás expuesta a metales pesados son:

* Dentista (empastes de amalgama y coronas)
* Vacunas contra la gripe
* Pescado
* Remodelación de una antigua casa donde utilizaron pintura con plomo
* Productos de belleza, en especial el lápiz labial
* Vajilla de cerámica
* Agua potable
* Hortalizas y frutas cultivadas en suelos contaminados con metales pesados

Puedes eliminar estas toxinas, pero el ayuno, estimular la autofagia, la limpieza con jugos o las limpiezas de colon no serán suficientes. Hay cuatro pasos específicos que te recomiendo dar para desintoxicarte de metales pesados y toxinas ambientales.

1. Conoce tu carga tóxica

Dado que las toxinas permanecen almacenadas en los tejidos, es difícil saber con exactitud lo alta que puede ser tu carga tóxica. Los análisis de sangre y cabello solo nos dirán la que está circulando actualmente en tu sistema. No nos mostrarán la que se almacena en el hueso, la grasa o el tejido nervioso. Por eso recomendamos a nuestras pacientes una prueba de metales pesados provocada. Se trata de una prueba de orina en la que se toma un agente provocador, como el ácido dimercaptosuccínico (DMSA, por sus siglas en inglés), para extraer los metales almacenados en los tejidos y trasladarlos a la orina, donde podremos medirlos. Analizar tu carga tóxica puede ayudarte a crear un plan de acción. Sin este plan, es posible que nunca sepas hasta qué punto necesitas desintoxicarte y durante cuánto tiempo.

2. Abre tus vías de desintoxicación
Recuerda que tratamos con sustancias químicas sintéticas, artificiales. Antes de lanzarte a cualquier tipo de desintoxicación profunda, debes asegurarte de que los órganos de desintoxicación estén sanos y listos para realizar el trabajo. Los mayores órganos de desintoxicación son el hígado, el intestino, los riñones, la piel y el sistema linfático.

Algunas estrategias para abrir las vías de desintoxicación y apoyar a estos órganos son:

Cepillado en seco: El cepillado seco es una técnica que utiliza un cepillo orgánico natural en la piel. Ayuda a desintoxicar aumentando la circulación sanguínea y promoviendo el flujo/drenaje linfático. El cepillado en seco puede destapar los poros en el proceso de exfoliación. También estimula el sistema nervioso, lo que puede hacer que te sientas vigorizada después. Me encanta el cepillado en seco.

Saunas de infrarrojos: Las saunas de rayos infrarrojos son diferentes de la sauna habitual de gimnasio. La luz infrarroja calienta las células de dentro hacia fuera, como lo haría una fiebre. Cuando las células se calientan de dentro hacia fuera, pueden quemar infecciones, liberar toxinas y restaurar la capacidad de la célula para respirar.

Enemas de café: Por muy desalentador que pueda sonar, un enema de café es una experiencia que ha cambiado la vida de muchos de mis pacientes. Los enemas de café son exactamente lo que parece. En lugar de usar agua para el enema, usas café. Cuando el café se administra al cuerpo de esta manera, dilatará el conducto biliar común, que es la vía para que el hígado expulse las toxinas.

Terapia de luz roja: La luz roja es curativa. Usamos luz roja todo el tiempo en mi clínica para estimular la sanación celular. Cuando se expone una célula a la luz roja, se cura la membrana celular externa y se activa la mitocondria. La mitocondria es la parte de la célula que inicia la desintoxicación dentro de la misma.

PEMF: Piensa en la mitocondria como en la batería de tus células. Si la batería está baja, tus células permanecerán inflamadas y las toxinas no podrán salir. La terapia de campo electromagnético pulsado (PEMF, por sus siglas en inglés) envía frecuencias electromagnéticas saludables a las células, con lo que brinda energía a la mitocondria para que pueda desintoxicarse nuevamente.

Cámara de oxigenoterapia hiperbárica: El oxígeno también ayuda a las células a desintoxicarse. A medida que envejecemos, la capacidad de nuestras células para absorber oxígeno se ve comprometida. El oxígeno hiperbárico es oxígeno comprimido, lo que le permite ingresar fácilmente en la célula. Una vez que tus células estén mejor oxigenadas, las mitocondrias sanarán y eso les permitirá expulsar las toxinas de las células sin esfuerzo.

Suplementos: ¿Recuerdas la metilación? Bueno, son muchos los nutrientes necesarios para que se produzca la metilación dentro de las células. Nutrientes como vitaminas del grupo B y coenzima Q10. Cuando trabajamos con un paciente para abrir sus vías de desintoxicación, utilizamos un suplemento llamado MORS de Systemic Formulas. Este suplemento brinda apoyo para un proceso de metilación adecuado y ayuda a las células a desintoxicarse.

Estas son herramientas esenciales que utilizo en la clínica para ayudar a mis pacientes a desintoxicarse fácilmente. La ciencia detrás de muchas de las técnicas descritas aquí se encuentra en el capítulo 11.

3. Primero, elimina las toxinas de tu cuerpo

Una vez que comprendas cómo las toxinas contribuyen a los síntomas de la menopausia, te prometo que te sentirás impulsada a adentrarte de inmediato en una desintoxicación cerebral. Todo el mundo quiere que las toxinas salgan de su cerebro lo más rápido posible. Lo entiendo. Cuando tu cerebro esté libre de toxinas, los síntomas de la menopausia cambiarán de forma drástica.

Recuerda: las toxinas eliminadas de tu cerebro se filtrarán a través de tu hígado, intestino, riñones y sistema linfático. Te encomiendo encarecidamente que desintoxiques primero esos órganos. De otra manera, sería como intentar vaciar el cubo de la basura de la cocina en el contenedor ya demasiado lleno que tienes en la acera. Las toxinas simplemente se extenderán a otros tejidos.

Algunas de las mejores formas de desintoxicar el cuerpo son:

- Aumentar los niveles de glutatión, ya sea a través de suplementos o verduras crucíferas.
- Mejorar la función de la membrana celular mediante el aumento del consumo de grasas buenas.
- Utilizar captadores de contaminantes como carbón activado, zeolitas o DMSA.
- Mejorar la metilación a través de la suplementación o el aumento en el consumo de alimentos ricos en azufre.

4. Elimina las toxinas del cerebro

Aquí es donde recuperas tu vida. Aquí es donde comienzas a sentirte normal otra vez. Con la desintoxicación, es como si alguien introdujera una varita mágica en tu cerebro. He realizado tantas desintoxicaciones cerebrales hasta este momento que, en el instante en que inicio una, mi cerebro se siente inmediatamente alegre, claro y enfocado de nuevo. Existen varias estrategias útiles para la desintoxicación del cerebro:

Aumenta tu producción de cetonas: Recuerda, las cetonas son lo que produces de forma natural cuando ayunas. Si estás desintoxicando tu cerebro, puede serte útil ayunar durante periodos más largos para aumentar la producción de cetonas.

Megadosis de minerales: Tu cerebro necesita minerales para funcionar normalmente. Una simple deficiencia de zinc puede causar en una persona una depresión terrible. Las toxinas a menudo se encuentran en los receptores de minerales, por lo que, a medida que eliminas esas toxinas, tu cerebro requerirá más minerales para funcionar con normalidad. Te recomiendo que aumentes el consumo de minerales mientras estés en una desintoxicación cerebral. El suplemento mineral que recomendamos se llama MIN, de Systemic Formulas.

Suplementa con ácido alfa-lipoico como el que contiene BrainDTX: Uno de los retos que tenemos con la desintoxicación del cerebro es superar la barrera hematoencefálica. Pocos nutrientes pueden atravesar esta poderosa barrera. El suplemento que recomendamos para la desintoxicación cerebral se llama BrainDTX. Está compuesto por un nutriente llamado ácido alfa-lipoico, el cual puede penetrar profundamente en las distintas partes del cerebro y eliminar toxinas.

Suplementar con captadores DMSA y zeolitas como los que se utilizan en Cytodetox®: La clave de toda desintoxicación es el uso de aglutinantes. Los aglutinantes se aferrarán a las toxinas a medida que salgan de las células. Esto es increíblemente importante para que las toxinas no se reabsorban. Al desintoxicar el cerebro, nuestro aglutinante favorito es Cytodetox porque tiene la mayor capacidad de magnetizar metales.

Programa sesiones semanales de cámara de oxígeno hiperbárico: A medida que las toxinas salen de las células cerebrales, conducir el oxígeno a las células puede ser curativo. En nuestra clínica recomendamos cámaras de oxígeno hiperbárico para los pacientes a medida que avanzan en el proceso de desintoxicación cerebral. Se puede encontrar más información sobre el oxígeno hiperbárico en el capítulo 11.

Programa ajustes quiroprácticos semanales: Es posible que conozcas la quiropráctica como una cura para el dolor de espalda y cuello, pero las investigaciones actuales muestran que hace mucho más que eso. Ahora sabemos que el ajuste quiropráctico mejora el flujo de líquido cefalorraquídeo dentro y fuera del cerebro. El líquido cefalorraquídeo es responsable de la desintoxicación. Un ajuste quiropráctico también hace que el cerebro pase de un lugar de lucha o huida a un lugar de esperanza y posibilidad. Nuestros pacientes que incorporan ajustes quiroprácticos semanales a sus desintoxicaciones cerebrales se curan más rápido con menos síntomas de desintoxicación.

Siempre me siento un poco deprimente cuando hablo de toxinas. Sé que es una tarea enorme comprenderlas y desintoxicarse de estas sustancias químicas. Yo intenté resolver mi montaña rusa menopáusica únicamente con cambios en mi estilo de vida y no funcionó. Una vez que entendí las toxinas y me comprometí a desintoxicaciones regulares, volví a sentirme yo misma. Puedo ver que muchas otras mujeres comparten este escenario. El alivio de los síntomas turbulentos de la menopausia está en la desintoxicación.

LA HISTORIA DE RACHEL

Durante dieciocho años, la identidad de Rachel estuvo envuelta en la etiqueta de enfermedad hipotiroidea que le habían diagnosticado después de presentar algunos síntomas bastante desagradables, los cuales le dificultaban funcionar normalmente. Sus días estaban llenos de fatiga implacable, depresión, acné terrible, piel y pelo quebradizos y un aumento de peso que no cesaba, a pesar de los alimentos limpios que comía y el ejercicio que practicaba. La parte más difícil para Rachel fue que se quedó sin respuestas y no logró encontrar un médico que creyera que había una manera de salir de aquella pesadilla.

Rachel decidió ocuparse personalmente de su salud. Aprendió todo lo que pudo sobre las causas del hipotiroidismo. Un día, mientras estaba en un laberinto de información sobre la tiroides, se encontró con un pódcast en el que Katie Wells, *The Wellness Mama* [La mamá del bienestar], me entrevistó sobre la toxicidad generacional. ¡Se le encendió una luz! Nadie había conectado las toxinas con su tiroides perezosa. Tal vez esta era la pieza que faltaba en su rompecabezas de salud. Acudió a mí para una consulta. Me sumergí en su historial de salud y descubrí que la carga tóxica de Rachel era altísima. La desintoxicación de metales pesados era la pieza que faltaba.

Algo importantísimo para mí es que mis pacientes entiendan cómo desintoxicarse correctamente. Recibo a muchos pacientes que han sido mal aconsejados sobre cómo eliminar las toxinas de la manera correcta, con lentitud y eficiencia. La carga tóxica de Rachel era tan alta que quería asegurarme de que supiera cómo extraer las toxinas para que pudiera seguir desintoxicándose en los años por venir.

Llevamos más de un año trabajando juntas. Ha perdido veinticinco kilos, ha dejado de caérsele el pelo, se siente vibrante y enérgica, su estado de ánimo ha mejorado y su piel está brillante. Se ha empoderado tanto con lo que ha aprendido sobre la desintoxicación que también ha solicitado pruebas de metales pesados para sus tres hijas. He estado trabajando con ella para crear un plan de desintoxicación para ellas capaz de asegurar que estén saludables antes de que aparezca algún diagnóstico de hipotiroidismo.

La historia de Rachel es un poderoso recordatorio de que el conocimiento es poder. Cuando sabes por qué tu cuerpo no está funcionando bien, puedes urdir un plan para sanarlo. En el caso de Rachel, la causa principal de la degradación de su tiroides fue la toxicidad de metales pesados, en concreto plomo.

El viaje de desintoxicación ha devuelto la vida a Rachel. Y, lo que es más importante, ahora tiene el conocimiento y las herramientas para mantener su tiroides sana de por vida. Hay muchas razones por las que me encanta la historia de curación de Rachel. Pero quizá lo que más me gusta es que Rachel escuchó a esa voz interior que decía: «Puedes sanar. No tienes que aceptar este diagnóstico». Debido a que escuchó la voz y asumió su propia sanación, ahora tiene la energía para estar presente para su familia, una pasión reavivada para dar a los demás y un cerebro que ya no le falla. La esperanza ha sido restaurada. Como Rachel suele decir de forma tan bonita: «Cuando tienes esperanza, puedes conquistar el mundo».

Próximos pasos para desintoxicar tu vida

- Escanea tus productos de belleza.
- Comprométete a comer productos orgánicos siempre que sea posible.
- Tira el plástico.
- Entrena tu lente tóxica.
- Conoce tu carga tóxica.
- Abre tus vías de desintoxicación.
- Extrae las toxinas de tu cuerpo.
- Extrae las toxinas de tu cerebro.

He pasado incontables horas estudiando y aplicando diferentes técnicas de sanación natural. Pocas cosas han sido tan milagrosas para la vida de una persona como la desintoxicación. Vivimos en una época muy tóxica y nuestros cubos de toxinas se están llenando rápidamente. Saber cómo desintoxicarse de forma adecuada, salva vidas.

Las células no pueden sanar cuando están llenas de toxinas. Si lo has intentado todo para curarte y sientes que nada funciona, es hora de desintoxicarte. Te prometo que ocurren milagros cuando eliminas esos químicos de tu cuerpo. Sanarás mejor, te sentirás mejor y funcionarás a un nivel de salud más alto de lo que crees posible.

CAPÍTULO 10

Detén el síndrome de la mujer apurada

Hace unos años, una de mis colegas y amigas me recomendó un libro llamado *Rushing Woman's Syndrome* [El síndrome de la mujer apurada] de la doctora Libby Weaver. Cuando oí por primera vez el título del libro, pensé: «¡Vaya, tengo que leerlo un día de estos!». Pero, como era una mujer apurada, nunca me tomé el tiempo de hacerlo. Irónico, ¿verdad?

Pero mi amiga no dejaba de recordármelo. Finalmente, compré el libro y me lo llevé cuando me fui de vacaciones. ¡Tenía razón! ¡Me cambió la vida! Al leer las primeras páginas pude ver que mi vida sobrecargada exacerbaba mis ya de por sí declinantes hormonas sexuales.

A medida que profundicé en el entendimiento del estrés y sus efectos en las hormonas sexuales, me di cuenta de que mi vida ocupada y sobrecargada mantenía mi cerebro en un estado de lucha o huida. Una vez que mi cerebro percibió que se hallaba en medio de una crisis, detuvo la producción de hormonas sexuales. Esta es la receta del desastre para una mujer que está pasando por la menopausia. Comprendí que el hecho de que sea una mujer hábil para andar a la carrera no significa que para mis niveles hormonales sea mejor seguir corriendo.

Durante semanas, contemplé ese pensamiento. En este punto, ya había implementado muchos de los cambios que he discutido en este libro. Había construido un estilo de vida de ayuno. Comía ajustada a mi ciclo (cuando apareció). Ya había hecho varias desintoxicaciones profundas y fui diligente en la alimentación de mi microbioma. Estaba haciendo todo lo posible para minimizar la montaña rusa menopáusica que había comenzado a los cuarenta años. A mí me estaba funcionando. Sin embargo, todavía sentía que había una pieza faltante en mi rompecabezas hormonal. Todavía tenía brotes de algunos síntomas como insomnio, irritabilidad y algún sofoco ocasional.

¿Podría ser que la última pieza de mi rompecabezas fuera dejar de apresurarme? La única forma de saber con certeza cómo me estaba afectando mi vida sobrecargada era con una prueba hormonal DUTCH. Me hice una. Efectivamente, tenía las hormonas sexuales por los suelos. Eran más bajas que las de una mujer posmenopáusica, pero no había pasado un año sin tener la regla. Esa fue mi llamada de atención. Me di cuenta de que la jerarquía hormonal era real. Si no empezaba a trabajar en la producción de cortisol, nunca iba a estabilizar todas las demás hormonas. Tracé una línea en la arena y decidí que el cuidado personal se convertiría en una prioridad para mí.

Las acciones que emprendí para desmontar mi estilo de vida de mujer apurada tuvieron tanto impacto en mi vida que ahora recomiendo estos mismos pasos a las mujeres a las que entreno individualmente. Si sabes que tienes que detener la vida de mujer apurada que te has creado, te recomiendo que sigas estos pasos también.

Programa tiempo de descanso

El primer paso que di para retirar a la mujer apurada fue incorporar a mi agenda el tiempo de descanso. Pero mi calendario estaba repleto de actividades laborales y familiares, así que busqué espacios que pudieran acomodar un tiempo no programado, más espontáneo. El comienzo y el final del fin de semana deparaban posibilidades para disminuir el ritmo. Comencé con las tardes de los viernes y domingos. No programaba nada para esos momentos. Si me invitaban a un evento social dentro de esos horarios, la respuesta era no. Era mi tiempo; para que yo hiciera lo que mi corazón deseara. A veces podía ser ver una serie de Netflix; otras, salir de caminata con mi marido. Me di permiso para hacer lo que quisiera durante esos momentos sin sentirme culpable ni anteponer las necesidades de los demás a las mías. Empecé a desear esos momentos. Descubrí que el resto de mi semana era mucho más alegre, sabiendo que el tiempo de inactividad ya estaba programado. Si no has hecho esto para ti misma, te lo recomiendo ampliamente.

Prioriza el autocuidado

El segundo paso que di para detener las prisas fue identificar aquellas actividades que amaba hacer y que conseguían que me sintiera mejor, pero que a menudo dejaba a un lado porque algo más importante se interponía en el camino. Necesitaba volver a convertir esas actividades en una prioridad. Dos placeres culpables que tuve fueron los masajes y los tratamientos faciales. A menudo tenía una excusa porque mi agenda estaba demasiado apretada para encajarlos. Una vez que tomé la decisión de convertirme en prioridad, dejé de lado las excusas. Inmediatamente puse un tratamiento facial y un masaje mensual en mi calendario. Me dije a mí misma que debía considerar esas citas como las más importantes de todo el mes. Nada se interpondría en su camino. Me prometí que no las cancelaría.

Con estos dos pasos firmemente asentados, comencé a sentir que mi alegría regresaba. Dormí mejor, me relajé más fácilmente y disfruté mucho más de los momentos en los que debía correr.

Adapta tu horario de ejercicios

La tercera cosa que necesitaba abordar en mi vida de mujer apurada era mi horario de ejercicios. De joven fui atleta de competición. He entrenado mi cerebro para continuar a pesar de cualquier dolor o molestia que pueda experimentar en un entrenamiento. También he aprendido a obviar esa voz que dice: «No practiques ejercicio hoy; tu cuerpo no está a la altura». Decidí sintonizar más con mi cuerpo y escuchar qué tipo de entrenamiento podría necesitar. Algunos días tenía ganas de realizar una carrera larga. Otros, solo quería dar un paseo bajo el sol. Empecé a hacer menos entrenamientos de resistencia y me nutrí más de ejercicios como yoga y pilates.

Practica las vacaciones

No me malinterpretes, sigo siendo una mujer apurada en recuperación. Aunque he hecho grandes avances para reducir la velocidad, todavía tengo más qué implementar. El año pasado le dije a un buen amigo mío, que es coach de vida, que agregaría a los pasos anteriores el ir más de vacaciones. Uno de mis mayores desafíos para frenar a la mujer apurada es que me encanta mi vida. Sé que no suena como un desafío, pero, cuando dices que sí a todas las experiencias emocionantes que se te presentan, no tardas en verte corriendo de experiencia en experiencia, sin tomarte el tiempo para disfrutar de cada una.

Cogerme más vacaciones fue difícil para mí. Sé que suena extraño, pero tengo muchas responsabilidades. La idea de tomarme un tiempo libre era paralizante. ¿Dónde encajaría aquello? ¿Cómo les iría a mis pacientes si no estaba ahí para ellos? ¿No se acumularía el trabajo? Tendría que regresar a una larga lista de cosas que hacer. Mi amigo tuvo una recomendación brillante para mí. «Planifica las vacaciones», dijo. «Ponlo en tu agenda y, si no estás lista para eso a la hora programada, muévelo a un día diferente. Todavía te estás acostumbrando a que las vacaciones estén en tu agenda. Comienza por ahí». Eso fue lo que hice. Aunque todavía puedo mejorar en este punto, el verano anterior pasé tres semanas en Europa con mi familia y amigos. Llevo dedicada a la consulta privada más de veintitrés años y esas son las vacaciones más largas que me he tomado hasta ahora. Progreso por encima de perfección, ¿verdad?

Obtén una dosis diaria de oxitocina

Con todos los cambios antes mencionados, todavía sabía que tenía más que hacer para evitar que el cortisol se apoderara de mi cuerpo. Volví a la jerarquía hormonal. La oxitocina influye en el cortisol. ¿Qué hice para obtener una dosis diaria de oxitocina? Esto me llevó por el camino de la investigación. ¿Qué actividades implementaría para lograr que mi cuerpo segregara más oxitocina? Resulta que esta es una hormona divertida de intentar obtener. Algunas de mis formas favoritas de secretar oxitocina son:

- Abrazos
- Risas
- Salir con amigos
- Acariciar a un animal
- Actos de bondad aleatorios

- Dar un regalo a alguien
- Yoga
- Meditación
- Respiración profunda
- Masajes
- Ajuste quiropráctico
- Escuchar música
- Sexo
- Conectarse con otros en las redes sociales

Es fácil mirar esa lista y devaluar lo poderosas que pueden ser cada una de estas actividades para tus hormonas. Sé que lo hice, pero eso fue antes de entender cómo funcionaba la jerarquía hormonal. Cuanto más priorizaba la oxitocina, mejor me sentía. Una forma en la que he usado la oxitocina a mi favor ha sido para ayudarme a dormir. Descubro que algo tan simple como acariciar a mis perros durante unos minutos, es capaz de reducir mis niveles diarios de cortisol lo suficiente para permitir que mi cuerpo caiga en un sueño profundo. También he descubierto que la búsqueda de momentos en los que pueda realizar un acto de bondad al azar en favor de alguien ha tenido un profundo efecto en mis hormonas. Ahora que entiendo la enorme importancia de la oxitocina, me resulta divertido dar a alguien un abrazo en lugar de un apretón de manos o priorizar el tiempo para sentarme y reírme con amigos. Y estas actividades no son difíciles de llevar a cabo. Solo tienes que recordarte a ti mismo: oxitocina sobre cortisol. Diversión sobre estrés, en beneficio de tus hormonas.

Muestra un poco de amor a tus suprarrenales

La última pieza en la comprensión de cómo el síndrome de la mujer apurada estaba afectando mi viaje hacia la menopausia, me llegó mientras estaba sentada en un seminario de endocrinología funcional. La presentadora señaló que, cuando los ovarios comienzan a apagarse durante la menopausia, entregan la tarea de producir hormonas sexuales a las glándulas suprarrenales. Si las glándulas suprarrenales están desgastadas por el estilo de vida de una mujer apurada, se quedará sin progesterona y testosterona. Esto hará que se sienta cansada y ansiosa, que pierda la libido y que le falte motivación para hacer ejercicio. La ponente describió mi viaje menopáusico a la perfección. Luego pasó a explicar cómo la precursora del cortisol, la progesterona y la testosterona era la DHEA. Para recuperar tus niveles de testosterona, debes reponer tus reservas de DHEA.

Esta fue la última pieza de mi rompecabezas hormonal. No entendía en qué parte de mi viaje menopáusico mi testosterona había bajado tanto. Me fui a casa esa noche y volví sobre mi prueba DUTCH de inmediato. En efecto, mis niveles de DHEA eran extremadamente bajos. Comencé a tomar suplementos de DHEA y en cuestión de semanas sentí que regresaban mis niveles de testosterona.

Comparto esta historia con vosotras porque sé que muchas lleváis también una vida de mujer apurada. Lo veo en mis pacientes y en mi comunidad en línea. Te esfuerzas mucho por perder peso, dormir mejor y mejorar tu estado de ánimo. Sin embargo, te sientes estancada. Si este es tu caso, es hora de dejar de apresurarte. Te lo digo de mujer apurada a mujer apurada: tú puedes. Incluso si sientes que no eres capaz de reducir la velocidad de las responsabilidades de tu vida, sigue los pasos que he expuesto al final de este capítulo. A medida que relajes tu horario y crees más momentos de cuidado personal, verás que cambian los síntomas de tu menopausia.

El mejor lugar para comenzar a relajar tu vida apresurada es trabajar en estos pasos. Bloquea el tiempo de inactividad en tu agenda y protégelo como si fuera cuestión de vida o muerte. Recupera aquellas actividades como la pedicura y los masajes que puedan haber quedado fuera de tu agenda. Pon más vacaciones en tu calendario. Encuentra razones para obtener más aumentos repentinos de oxitocina a lo largo del día. Finalmente, si no has amado a tus glándulas suprarrenales durante un tiempo, ahora es un buen momento. Algo tan fácil como suplementar con DHEA puede ayudarte a hacerlo.

LA HISTORIA DE KATIE

Katie llegó a mi consulta cuando tenía más de cincuenta años. A menudo veo a mujeres cuyos síntomas persisten aun después de la menopausia. A los cincuenta y siete años, Katie tenía cada vez más niebla mental y fatiga. Su nivel de azúcar en la sangre era tan inestable que tenía sueño y se colapsaba todas las tardes. Ella pensaba que estaba llevando un estilo de vida saludable, pero aún faltaba algo. Alguna parte de su estilo de vida le impedía dar lo mejor de sí misma. Nos sentamos para una consulta y Katie señaló que estaba lista para dar el salto en su camino hacia la salud. Quería llevar su curación a un nivel más allá, de prevención y longevidad.

Primero la introduje a un estilo de vida cetobiótico con ayuno intermitente. Enseguida percibió un gran cambio en su claridad mental. Su cuerpo se estilizó y tenía más energía que nunca. Los niveles de glucosa en sangre también se hicieron fácilmente manejables.

Un beneficio extra que Katie descubrió con esta nueva forma de comer fue menos ansiedad. Cuando estaba en cetosis, sentía que la calma se apoderaba de ella. Katie había sido en su juventud patinadora artística de élite y, sin duda, era una mujer apurada en recuperación. Toda su vida había girado en torno al alto rendimiento. Había pasado años aprendiendo herramientas para reducir su carga de estrés. Su carrera actual era la de una entrenadora de alto rendimiento, y trabajaba con directores ejecutivos y atletas de élite. Conocía la importancia de frenar a la mujer apurada, pero agregar cetobióticos a una vida menos estresada llevó su recuperación a un nuevo nivel. Este cambio hacia una mayor calma fue muy bienvenido.

Veo a muchas mujeres apuradas luchar por bajar su nivel de azúcar en la sangre, incluso con las herramientas cetobióticas y de ayuno que enseño. El cortisol tiene una poderosa influencia en la insulina. Lo que aprendí al entrenar a Katie fue que, cuando tienes una caja de herramientas increíble para el manejo del estrés y le agregas un estilo de vida de ayuno cetobiótico, prosperas. Nunca he visto a nadie que obtuviera resultados tan rápidos como los de Katie, con los cinco pasos del reseteo de la menopausia. Gran parte de eso se debe a su mentalidad. Con una buena base cetobiótica, ayuno y atención plena, induje a Katie en los ciclos en los días de desarrollo hormonal. A pesar de que era posmenopáusica, todavía necesitaba comer para acumular algo de estrógeno y progesterona.

Le encantó la flexibilidad que los días de acumulación de hormonas le brindaron. Amó poder obtener los beneficios de la cetosis mientras disfrutaba de días llenos de cítricos, boniatos y judías. Su viaje de sanación ha sido verdaderamente increíble para Katie.

En este momento de su vida, unos años después de la menopausia, su cuerpo está mejor que nunca. Ahora está lista para pasar a la siguiente etapa de curación, así que he estado trabajando con ella para crear un plan para tratar su osteoporosis. Ella es la primera en subirse a todo el equipo de *biohacking* de mi oficina. Sus nuevos protocolos de tratamiento incluyen: más desintoxicación, cámaras de oxígeno hiperbárico, sauna de infrarrojos, terapia de luz roja y PEMF. Katie cumple sesenta años este año y, con todos los cambios que hizo a finales de los cincuenta, llegará a los sesenta más vibrante y saludable que antes.

Pasos para frenar a la mujer apurada

- Programa tiempo de inactividad.
- Prioriza el autocuidado.
- Adapta tu horario de entrenamiento.
- Planifica las vacaciones.
- Obtén una dosis diaria de oxitocina.
- Muestra un poco de amor a tus suprarrenales.

Quizá te preguntes por qué introduzco todo esto como el último paso para el reseteo de tu menopausia. Hay una razón específica para ello. Para cualquiera de las mujeres con las que trabajo, este puede ser el paso más difícil. Quiero que ganes tiempo con tu salud. Si comienzas cambiando lo que comes y cuándo comes, percibirás cambios inmediatos. A continuación, pasa a alimentar tu microbioma y a desintoxicarte. Verás aún más cambios. Si finalizas tu cambio total de estilo de vida reseteando a la mujer apurada, tu salud encajará en su lugar y todo el arduo trabajo que has dedicado a los primeros pasos te elevará a un nuevo nivel. Limitarte a programar tu tiempo de inactividad no tendría el mismo impacto en tus hormonas si no has seguido los primeros pasos. Es la sinergia de los pasos lo que hará magia en tu vida. Estoy superilusionada por ti. Por favor, búscame en las redes sociales y comparte conmigo tus resultados. Nada me emociona más que saber de una mujer menopáusica que ha logrado recuperar su vida.

Ahora que cuentas con unos fundamentos para los cambios en tu estilo de vida que tendrán para ti un impacto importante, estoy deseando compartir contigo algunas herramientas nuevas que he descubierto y que te mantendrán siempre joven.

CAPÍTULO 11

Mantente siempre joven

Todo lo que te he enseñado hasta este momento es lo que considero una toma por asalto a tu estilo de vida. Si deseas prosperar durante tu viaje hacia la menopausia, aplicar estos principios te ayudará a llevar tu salud a un nivel que quizá nunca pensaste que serías capaz de alcanzar.

Ahora quiero presentarte un término que está recibiendo mucha atención en el mundo del antienvejecimiento. Se llama *biohacking*. Los *biohacks* tienen tres rasgos comunes. Son atajos para alcanzar el resultado deseado, son naturales y trabajan con la propia inteligencia de tu cuerpo. El mundo del *biohacking* es increíblemente fascinante. Son tantas las nuevas herramientas de *biohacking* que surgen todos los días que resulta difícil mantenerse al día con las investigaciones sobre todas ellas. Quizá lo más emocionante es que cuanto más se ponen a disposición del público estos *biohacks*, menos dependientes nos volvemos de los medicamentos y la cirugía. ¡Esto es muy alentador!

Vivimos en una época interesante. Existe mayor deseo que nunca de ralentizar el proceso de envejecimiento. Los *baby boomers* se niegan a envejecer como lo hicieron sus padres. Los miembros de la Generación X ven a las personas mayores lidiar con la demencia, el alzhéimer y la artritis crónica a edades más tempranas y dicen: «No es para mí».

La gente quiere envejecer de otra manera. En este nuevo mundo del *biohacking*, hay algunas tecnologías interesantes (con una enorme cantidad de investigación detrás de ellas) que pueden ayudar a la persona promedio a ralentizar el proceso de envejecimiento. A medida que avanzas en los años de la menopausia, algunas de estas herramientas pueden serte útiles. Mis favoritos para la mujer menopáusica son la terapia de luz roja, las saunas de infrarrojos, las cámaras de oxígeno hiperbárico, el PEMF, la terapia de vibración y el entrenamiento cerebral.

Una advertencia antes de pasar a explicar cada una de estas interesantes herramientas: tu estilo de vida te construirá o te destruirá. El *biohacking* no es sustituto para un estilo de vida que priorice la jerarquía hormonal. Por muy tentador que pueda ser saltar a una cámara de oxígeno hiperbárico para resolver tus problemas de estado de ánimo y memoria, aún tendrás que abordar tus hábitos cotidianos. Es la sinergia de las herramientas de *biohack* con los trucos de estilo de vida lo que te hará florecer durante los años de la menopausia.

Dicho esto, permíteme presentarte algunos *biohacks* increíbles que frenarán tu proceso de envejecimiento y ayudarán a tus hormonas.

Terapia de luz roja

Cuando pasas todo el día en el interior, sentada delante del ordenador con luces fluorescentes brillando sobre ti, recibes una gran dosis de luz azul. Ciertas luces azules son capaces de dañar las células y forzarlas a envejecer mucho más rápido. Esto es especialmente cierto en los tejidos que más se exponen a la luz azul, como la piel. ¡Puaj!

Sin embargo, no toda la luz es dañina. Hay luces sanadoras que pueden vigorizar las células y ayudarlas a vivir más tiempo. La luz roja es una de esas luces. Puedes obtener luz roja naturalmente cuando sales y te expones al sol. Pero, si eres como la mayoría de las personas, no te apresurarás a salir para obtener esa luz de forma regular, y aquí es donde la terapia de luz roja resulta tan útil.

Iluminar con luces rojas diferentes partes del cuerpo durante tan solo diez minutos al día puede tener un efecto profundo en la producción de colágeno y el sistema hormonal, e incluso puede reducir la inflamación de las articulaciones. Hay un montón de excelentes luces rojas por ahí; las que usamos en nuestra consulta están fabricadas por Joovv.

La investigación sobre esta luz roja curativa es extensa. Para las mujeres menopáusicas, el rejuvenecimiento del colágeno de la piel puede ser el resultado más emocionante. Numerosos estudios demuestran que la terapia con luz roja contrarresta los signos de envejecimiento de la piel. Se ha demostrado que tanto la luz roja como la cercana a la infrarroja estimulan el colágeno, suavizan las arrugas y mejoran el tono de la piel, logrando una apariencia general más joven.[11]

La terapia con luz roja también está demostrando tener un efecto en nuestras glándulas endocrinas (en concreto, la tiroides). Un ensayo de control aleatorio de tres años realizado en cuarenta y tres pacientes en Brasil, demostró que los participantes en el estudio que recibieron terapia de luz roja necesitaron menos medicamentos para la tiroides de lo que normalmente necesitaban. Muchos vieron una disminución en sus anticuerpos tiroideos.[12]

Sauna de infrarrojos

Las saunas de infrarrojos son una herramienta increíble para la desintoxicación, la pérdida de peso y el rejuvenecimiento de la piel. A medida que avanzas en la menopausia, tu carga tóxica podría manifestarse. Esto puede hacer que aumentes de peso más rápido que nunca. Las saunas de infrarrojos son una gran herramienta para eliminar esas toxinas de forma natural.

Piensa en la luz infrarroja como en la fiebre. Calienta las células de dentro hacia fuera. Este calor estimula las células para que eliminen las toxinas que puedan estar reteniendo. ¿Recuerdas esos receptores que se bloquean con toxinas? Las saunas de infrarrojos pueden ser una herramienta para desbloquear esos receptores y hacer que tus hormonas vuelvan a funcionar.

Las saunas de infrarrojos también se utilizan para reparar la piel envejecida. Un estudio publicado en *The Journal of Cosmetic and Laser Therapy* mostró mejoras significativas en la apariencia de la piel después de solo doce semanas de terapia cutánea en sauna, utilizando tecnología de luz cercana al infrarrojo. Los participantes experimentaron una reducción en las arrugas y las patas de gallo, así como una mejora en el tono general de la piel, incluyendo suavidad, tersura, elasticidad, claridad y firmeza.[13]

Por último, en nuestra clínica utilizamos mucho las saunas de infrarrojos para tratar a cualquier persona que se encuentre en alguno de nuestros programas de desintoxicación de metales pesados. Según el doctor Dietrich Klinghardt, experto en desintoxicación, los infrarrojos movilizan el mercurio de los tejidos más profundos, lo que los convierte en una solución eficaz para eliminar el mercurio de la piel. Se cree que las saunas de infrarrojos distantes son más efectivas para mover toxinas a través de la piel que las saunas tradicionales, porque en una sauna de infrarrojos distantes, solo del ochenta al ochenta y cinco por ciento del sudor es agua, y la parte no acuosa es colesterol, toxinas solubles en grasa, metales pesados tóxicos, ácido sulfúrico, sodio, amoniaco y ácido úrico.[14]

Cámara de oxígeno hiperbárico (TOHB)

Yo la llamo mi máquina Benjamin Button. ¿Recuerdas la película? Brad Pitt interpreta a un personaje que envejece al revés. Así es como me siento cuando salto regularmente dentro de la cámara de oxígeno de mi clínica.

A medida que envejeces, tus células se saturan de oxígeno. Se te hará difícil introducir más oxígeno dentro de ellas, incluso con ejercicios como los entrenamientos de alta intensidad. Pero necesitamos oxígeno. Sanar las mitocondrias de nuestras células, las cuales producen ATP, será lo que nos dará energía. La única forma de conducir más oxígeno hacia estas células envejecidas es comprimiéndolo. Algo así como carbonatar una botella. De eso se trata una cámara de oxígeno. El oxígeno comprimido es el que puede entrar en las células para producir el efecto curativo.

Aunque el oxígeno hiperbárico se usa con frecuencia en la recuperación muscular y el rendimiento atlético, estamos viendo cambios dramáticos en la salud del cerebro utilizando oxígeno hiperbárico. El cerebro requiere más oxígeno que cualquier otra parte del cuerpo. Cuando pones a alguien que ha tenido traumas cerebrales repetidos o pérdida de memoria relacionada con la edad en una cámara de oxígeno, el resultado es milagroso. El cerebro se cura con oxígeno.

La investigación sobre la terapia hiperbárica también es impresionante. Se ha comprobado que los tratamientos con oxígeno hiperbárico estimulan la angiogénesis: favorecen el crecimiento de nuevos vasos sanguíneos en los tejidos y causan la liberación de células madre desde la médula ósea hacia el sistema circulatorio.[15] También se ha visto que las cámaras de oxígeno hiperbárico suprimen la inflamación.[16] Las cámaras que utilizamos en nuestra clínica están fabricadas por HBOT.

PEMF
(terapia de campo electromagnético pulsado)

Tus células tienen muchos requerimientos y uno de ellos es la energía electromagnética. Obtenemos energía electromagnética de la tierra. ¿Alguna vez has notado que te sientes más tranquilo y en paz después de pasar tiempo en la naturaleza? Esto se debe a que has absorbido una buena dosis de energía electromagnética de la tierra y ella ha alimentado a tus células.

En el mundo actual, nuestras células se ven atacadas por toxinas, mala nutrición, grasas inflamatorias, luces azules de los teléfonos móviles y malos campos electromagnéticos de wifi circulando en los hogares y las oficinas. Todo esto daña nuestras células y hace que pierdan energía.

Aquí es donde las frecuencias electromagnéticas pulsadas (o PEMF) entran en juego. Me gusta pensar en las PEMF como el equivalente al cargador de mi teléfono, solo que, en este caso, para mi cuerpo. Cuando te sientas en una silla PEMF, estás recargando tus células. Este poder adicional aporta al cuerpo la energía que necesita para recuperarse del dolor crónico, la fatiga crónica e incluso la depresión.

Según una investigación de 1932 de la Universidad de Yale, el agotamiento de la energía eléctrica del cuerpo es causa principal de mala salud. El PEMF proporciona esa energía faltante para ayudar al cuerpo a regenerarse de forma natural. Si eso no resulta lo suficientemente emocionante, la FDA también ha aprobado los dispositivos PEMF para estimular crecimiento óseo. Esto es de mucha ayuda para la mujer menopáusica que está lidiando con la osteoporosis o sanando una fractura.[17] Existen muchos productos PEMF. El que usamos en nuestra oficina es una unidad de grado profesional llamada cama PULSE.

Terapia de vibración

¿Has notado cómo tienes que luchar para mantener el músculo a medida que envejeces? Bueno, déjame presentarte la terapia de vibración. Es una herramienta increíble para una mujer que atraviesa la menopausia. La terapia de vibración existe desde hace algún tiempo y probablemente tengas una plataforma vibratoria en tu gimnasio pero no te hayas dado cuenta.

Hay dos razones por las que me encanta la terapia de vibración. Primero, cuando te paras sobre una plataforma vibratoria, tienes que usar cientos de músculos más que los que utilizas de pie en suelo firme. Por eso a los entrenadores de *fitness* les encanta. Si haces una sentadilla en una plataforma vibratoria, obligas a más músculos a trabajar con menos esfuerzo por tu parte. En mi oficina utilizamos todo el tiempo plataformas vibratorias para entrenar los músculos posturales de las personas de modo que no tengan esa postura arqueada con la cabeza hacia delante que viene con el envejecimiento o el uso crónico de los teléfonos móviles.

La segunda razón por la que me encanta esta terapia es porque obliga a tus huesos a ser más fuertes. La terapia de vibración estimula los huesos para que retengan el calcio y el fósforo. Esto puede mejorar tu perfil general de densidad ósea. También se ha demostrado que la vibración de todo el cuerpo aumenta el nivel de hormona del crecimiento y testosterona en el suero de las mujeres posmenopáusicas, lo que previene la sarcopenia y la osteoporosis.[18]

Entrenamiento cerebral

He guardado para el final dos de mis herramientas de *biohacking* favoritas. ¿Recuerdas que el cerebro de la mujer apurada está operando desde un estado de lucha o huida? Me he dado cuenta en mi clínica de que a veces un paciente está atrapado en modo de lucha o huida y no puede sacar su cerebro del ciclo de estrés. Aquí es exactamente donde entra en juego el *biohacking*.

Cuando tu cerebro está atrapado en un modo de estrés constante, está operando desde un área de su mesencéfalo llamada amígdala. El trabajo de la amígdala es mantenerte a salvo y estar siempre atenta a una crisis. Cuando estás atrapada en esta parte del cerebro, lo único que necesitas es un pequeño factor estresante en tu vida para que tengas una gran respuesta al estrés. Demasiadas personas operan desde esta parte del cerebro todo el tiempo.

Una mejor parte de tu cerebro para operar es la corteza prefrontal. Esta es la parte del cerebro que puede ayudarte a ver esperanza y posibilidad. Cuando opera desde allí, puede establecer un objetivo y comprender los pasos y el tiempo que llevará lograr ese objetivo. Es el centro de tu funcionamiento ejecutivo.

Aquí es donde las cosas se ponen realmente interesantes: no se puede pensar desde la amígdala y la corteza prefrontal al mismo tiempo. Tu cerebro está operando desde la esperanza o el miedo. Puedes elegir dónde quieres operar. La parte difícil es que, si has tenido muchos traumas en tu vida o has estado viviendo una vida llena de estrés, es posible que estés atrapado en el miedo.

Mis dos *biohacks* cerebrales favoritos pueden ayudarte a desatascarte. El primero es un ajuste quiropráctico. La quiropráctica existe desde hace más de cien años. No es un enfoque nuevo, pero nuestra comprensión de cómo puede cambiar al cerebro sí es nueva. La quiropráctica fue descubierta por el doctor D. D. Palmer, un sanador biomagnético que entendía cómo se movía la energía a través del cuerpo. El doctor Palmer fue uno de los primeros en enseñar que la raíz de todas las enfermedades era una disminución en el flujo nervioso debido a la presencia de traumas, pensamientos negativos y toxinas. Cuanto más estrés físico, emocional y químico tengas, más enfermo estará tu cuerpo. Palmer fue el primero en descubrir que, cuando se ajusta la columna vertebral, se activa el sistema nervioso y se crea una respuesta curativa en el cuerpo. Durante años, las personas han acudido a los quiroprácticos para acelerar la curación y prevenir enfermedades.

En los últimos años, la doctora e investigadora Heidi Havvik descubrió que un ajuste quiropráctico puede sacar de inmediato al cerebro del modo de lucha o huida y trasladar la actividad a la corteza prefrontal. Su investigación demostró que se obtiene un treinta por ciento más de flujo sanguíneo hacia la corteza prefrontal después de un ajuste quiropráctico.[19] Esto es increíblemente útil para la mujer menopáusica atrapada en el estado de lucha o huida.

La segunda herramienta de *biohacking* que usamos en nuestra oficina para reentrenar el cerebro se llama BrainTap®. Se trata de una tecnología creada por el doctor Patrick Porter, autor de *Awaken the Genius* [Despierta al genio]. Su auricular BrainTap utiliza cuatro elementos clave para inducir el entrenamiento cerebral. Estos elementos incluyen ritmos binaurales, visualización guiada, música holográfica de diez ciclos y tonos isocrónicos. Todos estos elementos tienen una enorme cantidad de ciencia que respalda su efectividad. A mis pacientes les gusta llamar a este *biohack* «meditación forzada». Se necesitan años para entrenar al cerebro de modo que funcione de una manera más equilibrada. Debido a que BrainTap ejercita las partes del cerebro que no usas cuando estás atrapada en la lucha o huida, puede cambiar tus reacciones al estrés en cuestión de semanas.

Traje esta herramienta a la clínica porque quería ayudar a mis pacientes a manejar de otra forma el estrés de su vida. Los resultados que han obtenido con BrainTap me han dejado boquiabierta. Los niños se concentran mejor en la escuela, las madres estresadas notan que no reaccionan tan rápido a los estresores y los pacientes que han luchado contra el insomnio por fin se duermen con facilidad. Ha sido una adición increíble a nuestro centro de *biohacking*. A muchos de nuestros pacientes les ha gustado tanto BrainTap que adquieren luego un auricular para uso doméstico.

Me impresionó tanto cómo los *biohacks* anteriores aceleran el proceso de curación y ayudan a la mujer menopáusica que construí toda una clínica en torno a estas herramientas. Nosotros la llamamos Sala de Reseteo. Se ha convertido en un lugar donde las personas vienen a fortalecer su cuerpo y a restablecer los factores estresantes que les depara la vida. Ha sido realmente increíble comprobar los resultados que han obtenido con nuestras herramientas del *Reset Room*.

Pasos para mantenerte siempre joven

- Primero, implementa los trucos de estilo de vida de los capítulos anteriores.
- Identifica qué *biohacks* necesitas.
- Ve a ver a un quiropráctico.
- Encuentra un centro de *biohacking* cercano o compra equipos de uso doméstico.

Por primera vez en la historia de la humanidad, la gente se niega a envejecer. Gran parte de este movimiento antienvejecimiento proviene de la generación *baby boomer*. No quieren envejecer como lo hicieron sus padres. Están despertando a la idea de la medicina preventiva. Una de las principales condiciones de salud que quieren prevenir es el envejecimiento. Esto ha forzado la investigación y ha creado una demanda de nuevas tecnologías que ahora se conocen como *biohacking*. Se trata de un momento muy emocionante para participar en este movimiento. Los milagros que vemos en nuestra consulta, solo con luz roja, cámaras de oxígeno y PEMF, son alucinantes. Si crees que tienes que envejecer como lo hicieron tus padres, piénsalo de nuevo. Los principios que te he enseñado en este libro, combinados con los resultados que muchos de estos *biohacks* pueden brindarte, sin duda te mantendrán siempre joven.

CAPÍTULO 12

Pasar de sobrevivir a prosperar

A estas alturas, lo más probable es que te incluyas en uno de los siguientes dos grupos. El primero es el de las abrumadas. Si no sabes por dónde empezar, lo entiendo. ¡No te desanimes! Este capítulo contiene algunos pasos sólidos para comenzar a construir un estilo de vida que funcione para ti. Alternativamente, puede que formes parte del segundo grupo: has estado haciendo mucho de lo que he explicado aquí, pero has descubierto algunas piezas más que puedes poner en su sitio. Si este es tu caso, te animo a que te esfuerces un poco más y veas lo que puedes hacer para llevar tu salud a un nivel aún más alto.

Considera tu salud como un rompecabezas. El tamaño del rompecabezas de cada persona es diferente. Es posible que algunas de vosotras tengáis un rompecabezas de solo doscientas cincuenta piezas, mientras que otras quizá tengáis un rompecabezas de mil piezas. De cualquier manera, quiero que seas paciente. Al igual que cuando te enfrentas a un gran rompecabezas, puedes comenzar sacando las piezas del borde, luego ordenar por color, a continuación construir el borde y finalmente sumergirte en el centro del rompecabezas. Ese es el enfoque que quiero que adoptes con tu salud.

Comencemos por las piezas del borde. Ve atrás y revisa los capítulos. ¿En qué has sentido que necesitabas trabajar más? Empieza por ese capítulo y ese cambio de estilo de vida primero. Ve hasta el final del capítulo y sigue los pasos allí descritos.

Una buena amiga mía, Amy, estaba posmenopáusica y quería intentar incorporar el ayuno a su régimen de salud. Había tenido un trastorno alimentario cuando era niña y estaba nerviosa por lo que el ayuno podría hacerle a su marco mental. Sin embargo, quería probar el ayuno. Le pedí que trabajara los pasos que enseño en el capítulo de ayuno. Empezó con el primer paso: retrasar el desayuno una hora. Una vez que se sintió cómoda con eso, intentó pasar trece horas todos los días sin comer. Llegar a trece horas fue difícil, así que se concentró en ese paso hasta que le resultó más fácil. Al cabo de un mes le cogió el truco y estaba lista para ayunar más tiempo. Antes de que se diera cuenta, realizaba fácilmente el ayuno de cena a cena y le encantaba. Si eres nueva en el ayuno, sigue los pasos de Amy.

Una vez que hayas dominado los pasos del primer capítulo que hayas elegido para trabajar, pasa a otro capítulo y trabaja esos pasos en orden. Esto es exactamente lo que hizo Amy. Se convirtió en tal fanática del ayuno que quería saber más. Se sentía tan bien que quería pasar al siguiente nivel. El siguiente nivel para ella consistió en trabajar los pasos del capítulo 7. Era una adicta al azúcar, de modo que sabía que el cambio siguiente en su estilo de vida iba a ser difícil. Pero siguió el camino que le tracé: primero eliminó los carbohidratos refinados. A continuación comenzó a contar macros para carbohidratos y proteínas. Luego limpió la calidad de la comida que estaba comiendo y agregó más grasa buena. Cada paso le llevó tiempo para adaptarse y ajustarse. Cada uno supuso un nuevo reto, pero también un nuevo nivel de salud. Cada paso la motivaba a hacer más.

Con el estilo de vida de ayuno firmemente establecido y la carga de carbohidratos baja, estaba en su peso ideal, con energía y lista para comenzar la desintoxicación. Este es el enfoque perfecto para las recomendaciones de estilo de vida que hago en este libro. Paso a paso. Para cuando lo notas, amas el cuerpo en el que estás viviendo.

Me doy cuenta de que puedes ser una persona triunfadora y querer emprender más de un cambio de estilo de vida. Te entiendo. Eso también funciona. Puedes combinar sin problema los pasos de dos o tres capítulos. Esto es lo que hago cuando trabajo individualmente con un paciente. Nos fijamos en cuántos cambios quiere hacer, cuáles son sus metas y cuáles pueden ser las demandas de su vida, para poder crear pasos que lo preparen para el éxito.

Una lección que me han enseñado las redes sociales es que los principios que comparto aquí son tan alentadores y efectivos que vas a querer saber todo lo posible sobre cómo aplicarlos a tu vida. Esto significa que lo más probable es que tengas preguntas a medida que avanzas por los pasos. Mis cuentas de YouTube, Instagram y Facebook reciben miles de preguntas de la comunidad cada semana.

Escribí este libro para salvar vidas. El proceso de cinco pasos para el reseteo de la menopausia te llevará de un camino de desarrollo de enfermedades a un camino de desarrollo de salud. Si el enfoque autoguiado y escalonado no funciona para ti, tengo recursos que puedes aprovechar para hacer tu viaje un poco más fácil. Cuento con una comunidad de personas en línea que están trabajando en estos principios. Siéntete libre de unirte a mí en cualquiera de estos programas. Hay tres programas en línea disponibles: Resetter Collaborative, Reset Academy y el grupo de desintoxicaciones. Resetter Collaborative es mi grupo de

Facebook que ayuna una vez al mes; Reset Academy es mi grupo de membresía en línea, donde enseño variaciones de ayuno, variaciones de dieta y reparación del microbioma; y mi programa de desintoxicación grupal es donde te guío a través de una desintoxicación que eliminará las neurotoxinas y los carcinógenos de tu cuerpo. Elige el que te parezca más adecuado.

LA HISTORIA DE LISA

A los cuarenta y cinco años, la salud de Lisa se encontraba en una espiral descendente. Estaba agotada todo el tiempo, no dormía, perdía la memoria y se sentía llena de ansiedad. Nada lograba relajarla. Incluso el menor estresor la conducía a un ataque de pánico. Tenía unos hijos increíbles, un marido cariñoso y una vida que adoraba. Su ansiedad no tenía sentido. Lisa sabía que debía hacer algo diferente, de modo que acudió a pedirme ayuda.

Personalicé para ella el procedimiento del reseteo de la menopausia. Invertí varios meses de trabajo con Lisa para construir el estilo de vida de ayuno correcto, que se ajustara a su horario. Sus fines de semana estaban llenos de eventos deportivos de sus hijos, por lo que el ayuno se convirtió para ella en una herramienta valiosa durante esos largos días. Le enseñé a entrar en cetosis, lo cual le proporcionó una tremenda cantidad de energía y claridad, del mismo modo que la ayudó a perder los últimos diez kilos de los que había estado tratando de deshacerse durante años. Realizó una prueba de su carga tóxica y pasó por varias desintoxicaciones personalizadas que hicieron que se sintiera más tranquila y le devolvieron el buen dormir. Un año después de nuestro primer encuentro, Lisa era una versión más vibrante, más tranquila y satisfecha de sí misma. Tomó las herramientas que le enseñé y se construyó un estilo de vida que la ayudó a florecer a lo largo de la menopausia. Lisa tiene ahora cincuenta años y me dijo el otro día que ha pasado un año sin su periodo. Mientras que, sentada en mi oficina, hablaba de cómo se sentía al ser oficialmente posmenopáusica, reflexionó sobre su viaje a la menopausia diciendo: «Sabes, pasar por la menopausia no fue tan malo para mí». Fue un momento muy bonito para las dos, porque Lisa entendió que, gracias a haber corregido el rumbo de su estilo de vida a los cuarenta y cinco, no había experimentado las turbulencias que la menopausia puede ocasionar en muchas mujeres.

Pasos para unirlo todo

- Elige el cambio de estilo de vida en el que más necesites trabajar.
- Trabaja los pasos de ese cambio de estilo de vida en el orden que te he dado.
- Una vez que hayas dominado un cambio de estilo de vida, pasa al siguiente capítulo de estilo de vida que te atraiga.
- Trabaja en los pasos de ese capítulo y así sucesivamente.
- Si necesitas más estructura o apoyo de la comunidad, únete a Resetter Collaborative [o] a mi Reset Academy.
- Hazte más pruebas o una consulta de salud para personalizar tu acercamiento.

Si aún te sientes perdida, por favor comunícate. Tengo un equipo increíble de personas preocupadas que están aquí para apoyarte y orientarte en la dirección correcta. Puede que necesites hacerte más pruebas para comprender mejor tu cuerpo, o tal vez necesites una consulta personalizada para ayudarte a descubrir qué piezas faltan en tu rompecabezas de salud. No importa dónde te encuentres en tu camino hacia la salud, créeme que puedes sanar.

A medida que avanzaba a través de la cuarentena, aparecieron muchos de mis desequilibrios. Me llevó la mayor parte de esa década descubrir lo que acabo de exponer para ti en este libro. Demasiadas mujeres sufren durante la menopausia y reciben pocas respuestas. Puedes solucionar muchos de tus síntomas con cambios en tu estilo de vida, pero no tiene por qué tardar diez años. Quiero que te sientas mejor ahora.

Tanto si trabajas en los pasos de cada capítulo como si te unes a mí en uno de mis programas, debes saber que estoy de tu lado. La menopausia es un momento increíble para corregir el rumbo de tu vida. Considera tus síntomas como gritos de ayuda. Cuando entiendas cómo abordar los síntomas con cambios en tu estilo de vida, el sufrimiento se detendrá. Lo más importante es que volverás a sentir que tienes el control.

CAPÍTULO 13

•••••••••••••••••

Eres más poderosa de lo que te han enseñado

¡Vaya! ¡Has llegado hasta el final! Espero que el viaje en el que te he llevado a través de este libro te emocione y te devuelva la esperanza. Me gustaría que pudieras pararte donde yo estoy y vieras los miles de historias de éxito de mujeres que resetean sus síntomas menopáusicos siguiendo los cinco pasos que te he expuesto. Recuerda que cada capítulo contiene un nivel diferente de sanación para ti.

Si te encuentras perdida en el camino de la menopausia, vuelve a visitar los capítulos 4 y 5, en los que hemos visto la jerarquía hormonal y qué hormonas están causando tus síntomas. Si tienes problemas con el peso, la energía, los sofocos o la claridad mental, vuelve a leer los capítulos 6, 7 y 8, y comienza a crear para ti un estilo de vida de ayuno y cetobiótico.

¿Cansada de no dormir? ¿Se te cae el pelo? ¿Sientes que tu memoria ya no es lo que era? Entonces regresa al capítulo 9 y familiarízate con las toxinas de tu entorno que podrían estar alterando tus hormonas.

Por último, si parece que no puedes reducir el azúcar en la sangre o sientes que estás haciendo todo lo posible para que tus síntomas desaparezcan, pero nada funciona, vuelve a leer el capítulo 10. Podría ser el momento de frenar a la mujer apurada.

A medida que trabajas en este sistema de cinco pasos, nunca olvides que el cuerpo milagroso en el que naciste viene preprogramado para sanar. Tu cuerpo es mucho más poderoso de lo que te han enseñado. Sé que las dificultades por las que has estado pasando no parecen milagrosas, pero te prometo que, en este viaje salvaje de la menopausia, hay una oportunidad increíble para sanar.

La menopausia es un espejo. Los síntomas que te miran a la cara son regalos que tu cuerpo te pide que abordes. Espero de verdad que no demonices esos síntomas, sino que los aceptes. No te están pasando a ti, están pasando por ti.

Mi corazón sufre por la salud de nuestro mundo actual. Pero nadie es más vulnerable que la mujer que atraviesa la menopausia. Las hormonas son protectoras. Cuando pierdes esa protección y entras en tus años posmenopáusicos, te expones a todo tipo de enfermedades. La osteoporosis, los cánceres hormonales, las enfermedades cardiovasculares, la artritis, la demencia, el alzhéimer y la diabetes son afecciones más comunes en los años posmenopáusicos. Al adentrarte en la transición de la perimenopausia a la posmenopausia, tienes una oportunidad. Puedes cambiar la dirección en la que se dirige tu salud. Implementar los cambios en el estilo de vida que he expuesto aquí puede darte control. Las enfermedades crónicas no ocurren de la noche a la mañana. Se necesitan años de un estilo de vida deficiente para que las células cancerosas se desarrollen. Cuando te sintonizas y escuchas las necesidades de tu cuerpo, la enfermedad deja de acumularse. No importa qué diagnóstico te hayan dado, a cuántas toxinas hayas estado expuesta o cuántos médicos te hayan dado un mal pronóstico, tu cuerpo quiere sanar. Está listo para este momento. Quiere trabajar contigo, no contra ti. Hay una poderosa inteligencia dentro de ti que sabe qué hacer. A medida que apliques los cinco pasos que he trazado en este libro, verás lo poderoso que puede ser tu cuerpo. Ahora tienes las herramientas para prosperar a lo largo de tus años de menopausia. Si sientes que te estás desviando del rumbo, vuelve a las páginas de este libro. Vuelve a leer los capítulos que explican tus hormonas. Recuérdate a ti misma la jerarquía hormonal y recuerda que, cuando equilibres el cortisol y la insulina, tendrás más éxito equilibrando el estrógeno, la progesterona y la testosterona. Si te pierdes y sientes que tus síntomas se han apoderado de ti, vuelve a los cinco pasos que componen el reseteo de la menopausia. Míralos como un mapa para encontrar la salida.

Veo cómo se produce la curación todos los días en mi clínica. Mujeres que han estado atascadas en sus esfuerzos por perder peso, toman múltiples medicamentos o están perdiendo la memoria, luchan con noches de insomnio y están crónicamente fatigadas y por fin recuperan la salud. No por una píldora mágica o una cirugía. Dan un giro porque han decidido volver a creer en sí mismas. Aprenden a construir un estilo de vida de ayuno. Aplican los principios de una dieta cetogénica. Comen de acuerdo con su ciclo, cuando aparece. Comienzan a cuidar de su estroboloma. Se desintoxican. Terminan con las prisas. Se comprometen a trabajar con su cuerpo, no contra él, y los milagros ocurren. El cuerpo sana. Mi momento favorito es cuando una paciente dice: «Sabes, ¡esto funciona!». Sí, funciona porque tu cuerpo fue diseñado para funcionar. Simplemente nunca te han enseñado cómo tratarlo. La menopausia es una oportunidad para creer en ti misma y volver a ser la prioridad. Has dedicado las últimas décadas a tu familia, a tu carrera o a las necesidades de todos los que te rodean. Ahora tienes la oportunidad de dedicarte esta próxima fase de la vida a ti misma.

La enfermedad ocurre cuando estamos desconectados de nuestro cuerpo. Esto es fácil de hacer. Vivimos en un mundo que está más centrado en las experiencias externas. Ignoramos lo que nos está sucediendo internamente. No nos detenemos lo suficiente para escuchar lo que nuestro cuerpo nos dice. A veces nos limitamos a seguir adelante a través de nuestros síntomas, sin tomarnos el tiempo para escuchar. Pero, cuando te detengas a apreciar lo que le sucede a tu cuerpo durante la menopausia, te quedarás asombrada. Tienes un órgano importante que te ha servido bien durante años y que se está desacelerando. Ha hecho su trabajo. Hay algo simbólico y milagroso en ese proceso.

Recuerdo que una mañana me senté a meditar después de lidiar con un día hormonal especialmente duro. Me sentía agotada por los altibajos de ese viaje. Debo reconocer que no me sentía iluminada esa mañana. Estaba enojada con mi cuerpo. Quería que la locura de mi menopausia terminara. Mientras me sentaba en silencio, apareció este pensamiento: «No te enfades con tus ovarios; te ayudaron a tener dos hijos hermosos». En ese momento se me ocurrió que esa parte increíble de mi cuerpo había tenido una mano magistral para brindarme dos de las mayores fuentes de alegría de mi vida, mis hijos. Todos los meses, estos ovarios estuvieron ahí para mí. Tenían un propósito del que me beneficié muchísimo. Ahora era el momento de retirarse. Cuando cambié mi enfoque de la ira al asombro, lo único que pude sentir fue una profunda gratitud hacia estos órganos milagrosos. Empecé a ver los síntomas de mi menopausia como un mensaje de un viejo amigo.

Nuestra sociedad tiene un enfoque clínico de esta etapa de

la vida. Los síntomas se ven como inconvenientes que debemos hacer desaparecer. Si hay algo que mi viaje menopáusico me ha enseñado es a honrar los síntomas y la experiencia por la que está pasando mi cuerpo. Como mujeres, tenemos la suerte de vivir en un cuerpo que ha puesto de manifiesto toda una sinfonía hormonal mes tras mes.

No puedes sanar un cuerpo que odias. A medida que avanzas hacia la siguiente fase de tu vida, toma la decisión de pasar también a la gratitud y al amor. Honra la sabiduría de ese cuerpo que te ha regalado la vida. Cuando vengas de un lugar de amor y aprecio y combines eso con la construcción de un estilo de vida que trabaje contigo y no en tu contra, prosperarás.

Desde el fondo de mi corazón, espero que este libro te ayude. Creo en ti. Sé que la próxima fase de tu vida puede ser la mejor hasta ahora. No te rindas. ¡Ánimo!

BONUS

●●●●●●●●●●●●●●...

Dormir sin esfuerzo

Si me hubieras preguntado a los veinte años cuál era mi pasatiempo favorito, te habría dicho que dormir. Conciliar el sueño, permanecer dormida, dormir mientras viajaba, lo que fuera; dormir era un hábito de salud sin esfuerzo que disfrutaba a fondo. Cuando llegué a los treinta años y estaba aprendiendo a equilibrar la maternidad y la carrera, descubrí el poder de la siesta de veinte minutos. En esos años, entre las exigencias de mi consulta y los deberes incesantes como madre, mis días estaban en constante aceleración. Una siesta rápida se convirtió en mi antídoto para mi vida de mujer apurada. En un día lleno de horarios, aprendí que podía rejuvenecer con breves ráfagas de sueño, así que incorporé siestas de veinte minutos en mis descansos para el almuerzo, donde rápidamente me quedaba dormida y me despertaba descansada y lista para la segunda mitad de mi día.

Luego llegaron los cuarenta y mi relación con el sueño cambió de manera drástica. El primer gran cambio que noté fue que ya no podía pasar toda la noche dormida. Las dos de la madrugada se convirtieron en mi hora de las brujas. En lugar de volver a dormirme sin esfuerzo como lo hacía en mis años de juventud, daba vueltas y vueltas durante horas mientras mi cerebro se concentraba en resolver problemas. En esas primeras horas de la mañana, mi mente era como un perro salvaje que se aferraba a un hueso. El bucle obsesivo de mis pensamientos me dejaba despierta durante horas. Luego me convertí en esta durmiente increíblemente ligera. Los ruidos de mi familia, mi esposo que se acostaba tarde e incluso el viento fuera de mi ventana me sacaban de mi estado de ensueño. Los problemas para permanecer dormida acabaron convirtiéndose en problemas para conciliar el sueño. Ya no podía apoyar la cabeza en la almohada y quedarme dormida con facilidad. En cambio, daba vueltas y vueltas durante horas hasta que mi cuerpo y mi mente por fin se soltaban y me permitían deslizarme en un duermevela. Era un infierno. Ni en mis sueños más locos imaginé que algo que había hecho sin esfuerzo durante años podría volverse tan difícil de alcanzar.

Justo cuando pensaba que mis problemas para dormir no podían empeorar, comenzaron los sudores nocturnos. Los problemas para conciliar el sueño, los pequeños ruidos que me despertaban y los sofocos nocturnos me dejaron insomne. No lograba tener un respiro. Descubrir cómo hacer que mi cuerpo, empobrecido de hormonas, encontrara su ritmo con una buena noche de sueño pasó a ser mi obsesión. Dado que la dicha del sueño se estaba convirtiendo en una tarea ardua, me propuse encontrar nuevas herramientas que me permitieran tener un sueño restaurativo y reparador. Mis frenéticos patrones de sueño me lanzaron en una búsqueda de una década de descubrimiento de lo que necesita el cuerpo menopáusico para disfrutar de una noche de sueño consistente.

En este capítulo, quiero compartir contigo lo que descubrí. Hay algunas herramientas para el sueño que cambian las reglas del juego y que debes conocer a medida que te acercas a los años de la menopausia. Estas herramientas no solo me han funcionado increíblemente bien a mí, sino que también les han funcionado a la perfección a los miles de mujeres de mi comunidad. A medida que te guío a través de estas herramientas, quiero que recuerdes que el insomnio es una de esas condiciones que parecen requerir una caja de herramientas más grande que otros síntomas de la menopausia. Una noche sacas una herramienta y funciona a las mil maravillas, mientras que en otra oportunidad no parece tener el mismo efecto. Está bien. No renuncies a esa herramienta. A diferencia de los otros cinco cambios de estilo de vida que he trazado para ti en este libro, las herramientas para dormir son muy dinámicas. No las usarás todas al mismo tiempo. Algunas noches sacarás una herramienta; otras noches las sacarás todas. El sueño es uno de esos hábitos de salud que no puedes superar. Al igual que tus hormonas tienen un flujo rítmico, piensa en estas herramientas como si también tuvieran un ritmo natural.

Para ayudarte a comprender mejor cuándo usar estas herramientas para dormir, las he dividido en tres categorías: complementos fundamentales, complementos muy recomendados y complementos hermosos. Antes de sumergirme en estas tres categorías en detalle, primero quiero explicar por qué la menopausia lanza una bola curva a nuestro sueño. Saber por qué el insomnio aparece durante los años de la menopausia te ayudará a comprender cuál de las herramientas para dormir funcionará mejor para ti.

¿Por qué a las mujeres menopáusicas les cuesta dormir?

Lo mismo que la pérdida de peso depende de las hormonas, también así el sueño. Hay cinco hormonas que influyen en el sueño: cortisol, melatonina, insulina, estrógeno y progesterona.

Empecemos por las hormonas sexuales: el estrógeno y la progesterona. Resulta que estos maravillosos neuroquímicos han sido clave para ayudarte a dormir bien por la noche. A medida que comienzan a disminuir, el simple hecho de caer en el sueño y permanecer dormida cambia de forma drástica. Una de las cualidades más espectaculares de la progesterona es que puede activar los receptores de ácido gamma-aminobutírico (GABA, por sus siglas en inglés) en tu cerebro, lo que permite que tu cuerpo y tu mente se relajen. Sin progesterona, tus niveles de GABA pueden caer en picado, lo que te deja inquieta y luchando por dormir. La disminución de GABA y progesterona que acompaña a la menopausia a menudo te producen la misma sensación que si te hubieras bebido varias tazas de café. Te metes en la cama sintiéndote cansada, pero, una vez que tu cabeza toca la almohada, no puedes desconectar y eres incapaz de relajarte. Eso lo causa la pérdida de progesterona y de GABA. Cuando pasemos por la sección de «hermosos complementos», te daré muchas herramientas para aumentar tu GABA y permitirte que te adaptes sin esfuerzo a la progesterona baja que experimentas después de los cuarenta.

La pérdida de estrógeno es la culpable de los sudores nocturnos o sofocos. Durante los años de la menopausia, el estrógeno cambia radicalmente, pasando de momentos en los que está subiendo con toda su fuerza un día y cayendo en picado al siguiente. Esta montaña rusa de estrógenos es muy común en la primera parte de los años perimenopáusicos. Un día te sentirás como si el estrógeno fuera tu mejor amigo, que te brinda una gran claridad mental, la capacidad de realizar múltiples tareas, una cognición nítida como un láser, una piel suave y sin arrugas y un cabello completo y saludable. Al día siguiente sientes todo lo contrario. Tu concentración mental se ha ido, la piel y las membranas mucosas se te secan y cada factor estresante en tu vida parece dejar el cerebro en condición de lucha o huida. Son estos cambios dramáticos en el estrógeno los que inician los sofocos, especialmente por la noche. Una disminución brusca del estrógeno indica al hipotálamo que suba la temperatura. En una sola noche, los altibajos de estrógeno pueden ser extremos, dejándote empapada varias veces. Si es tu caso, presta mucha atención a las herramientas básicas que describo para ti, porque estabilizar los vaivenes estrogénicos se puede lograr fácilmente con algunos cambios simples en tu estilo de vida.

Aunque la melatonina se conoce como la hormona del sueño, hacer que tu cuerpo produzca melatonina no es tan fácil como parece. Hay muchos aspectos de tu salud que contribuyen a la producción de melatonina, pero quizá el desencadenante más sorprendente de la liberación de melatonina es tu exposición a la luz solar. La melatonina depende de la luz. Debuta cuando los ojos registran diferentes tipos de luz. El amanecer y el atardecer tienen más luz roja que otros momentos del día. Estos son los dos momentos del día que tienen una mayor influencia en la melatonina. Por la mañana, cuando sale el sol, los tonos rojos que llenan el cielo le dicen a tu cuerpo que detenga la producción de melatonina. La melatonina tarda unas horas por la mañana en detenerse lentamente. Por la noche, cuando tus ojos ven que el cielo del atardecer se oscurece, la luz roja que viene con la puesta de sol indica a la melatonina que vuelva a acelerarse porque el día está terminando y el sueño se acerca. La luz del mediodía actúa como una estrella polar para la melatonina, diciéndole dónde se encuentra en su ciclo diario. Restablecer el ritmo circadiano es fundamental para una buena noche de sueño. Si te pierdes estos tres momentos clave de luz, tus niveles de melatonina pueden verse afectados. En la sección «Herramientas fundamentales para dormir», te doy consejos probados y verdaderos para restablecer tu ritmo circadiano y permitir que tu cuerpo produzca melatonina, sin depender de la suplementación.

El cortisol es el enemigo de todos los aspectos de tu salud, en especial de tu sueño. Recuerda que el cortisol indica al cerebro que se avecina una crisis. Y en una crisis, el sueño no es lo mejor para tu cuerpo, porque su prioridad es la supervivencia. Cuando el cortisol aumenta, tu cuerpo quiere que te levantes y corras. Es hora de escapar de ese tigre. Es posible que hayas experimentado el impulso del cortisol de huir durante periodos de estrés crónico. Cuando el estrés es alto de manera persistente, puedes poner la cabeza sobre la almohada al final del día y encontrar que tu corazón se acelera y tu cuerpo no puede dejarse ir lo suficiente para conciliar el sueño. Esto sucede porque tu cuerpo hipervigilante quiere que corras, no que duermas. Si te despiertas constantemente a las dos de la mañana, esto también puede ser un aumento de cortisol llamando a tu puerta. Por lo general, alrededor de las dos o tres de la mañana, el nivel de azúcar en la sangre está bajando hacia su nivel más bajo durante la noche. Esta caída en la glucosa puede desencadenar glándulas suprarrenales hiperactivas que te den un subidón de cortisol. Este es sin duda el caso cuando te despiertas con el corazón acelerado. Ese patrón de aumento de cortisol en los momentos equivocados del día se denomina «desregulación del cortisol». Tanto en la sección de «Herramientas fundamentales» para el sueño como en la de «Hermosos complementos», te proporciono herramientas probadas para equilibrar el cortisol, de modo que no active tus centros de supervivencia y te despierte.

La última hormona que afecta el sueño es la insulina. No hablamos con frecuencia de que los niveles altos de insulina causen una mala noche de sueño, pero la insulina tiene una relación inversa con la melatonina. Cuando la melatonina baja, durante el día, eres más sensible a la insulina. Esto significa que cualquier cosa que comas durante el día tendrá una mejor respuesta a la insulina. Resulta importante porque la función de la insulina es mover la glucosa a las células. Los alimentos que comes cuando está oscuro no tendrán la misma respuesta a la insulina, lo que hará que la glucosa adicional nade en tu torrente sanguíneo en busca de un lugar a donde ir. Si ingieres una comida alta en carbohidratos a las ocho de la tarde en invierno, cuando está oscuro, lo más probable es que la glucosa de esa comida se mude a tus reservas de grasa y a tu tejido cerebral. Los grandes picos de glucosa por la noche no solo conducen a una mayor acumulación de grasa, sino que un aumento de glucosa puede activar tu sistema nervioso de lucha o huida, diciéndole a tu cuerpo que es hora de estar despierto, no dormido. En la sección de «Herramientas fundamentales» para el sueño, te doy ideas sobre cómo desplazar tu ventana de alimentación para sincronizarla con la exposición a la luz, no solo permitiendo que la melatonina aumente, sino también dando a la insulina la oportunidad de regular la glucosa de una manera más adecuada.

Herramientas fundamentales para dormir

Uno de los hábitos de sueño más esencial al que tuve que enfrentarme en la cuarentena fue restablecer mi ritmo circadiano. Como seres humanos, nuestra producción hormonal está íntimamente ligada a la producción de luz. Este es el caso tanto de hombres como de mujeres. Pero, para la mujer menopáusica, es aún más importante. A medida que pierdes las hormonas sexuales que te han ayudado a dormir, tu cuerpo se ve obligado a depender de otras hormonas y neurotransmisores para hacer ese trabajo. Los neuroquímicos de tu cuerpo actúan como un equipo. Si un par de miembros del equipo se vienen abajo, los demás deben dar un paso al frente y llevar la carga extra. Esto hace que restablecer el ritmo circadiano sea de vital importancia durante estos años. Cuando tu cuerpo y tu mente alcanzan una precisión circadiana, tus otras hormonas pueden fluir hacia dentro y hacia fuera de las células de forma correcta, dando a tu cuerpo el ritmo neuroquímico necesario para dormir bien por las noches.

Tu ritmo circadiano

Tu ritmo circadiano son tus cambios físicos, mentales y de comportamiento, los cuales responden al horario de veinticuatro horas del día. Es la conciencia de tu cuerpo de dónde te encuentras en tu ciclo de sueño-vigilia. Este ciclo está controlado por neuroquímicos, tanto hormonas como neurotransmisores, que se liberan a lo largo de ese periodo para ayudar a tu cuerpo a estar alerta durante el día y somnoliento por la noche. Este sistema se ve enormemente afectado por varias influencias externas, la más importante de las cuales es la exposición a la luz.

La mejor manera de entender tu ritmo circadiano es repasar lo que te sucede neuroquímicamente en un ciclo de veinticuatro horas, día y noche. Lo que espero que veas mientras planifico un día típico, es que hay muchas influencias diarias externas que pueden disminuir los neuroquímicos que influyen en tu sueño. Comprender este ritmo y cómo sincronizar tus hábitos diarios con él es fundamental para una buena noche de sueño.

Cuando te despiertas por la mañana, la melatonina aún pulsa en tu cuerpo. La exposición a la luz desactiva la melatonina. Piensa en tu exposición a la luz por la mañana como si encendieras un temporizador circadiano. Una vez que se inicia el temporizador, los neuroquímicos diurnos comienzan a liberarse. El cortisol entra primero, se enciende poco a poco en el momento en que te levantas y luego alcanza su pico diario dos horas después de que te despiertas. El cortisol es una hormona que te energiza para tu día. También es una hormona que quiere que te pongas en movimiento. Esto hace que la mañana sea el mejor momento para hacer ejercicio, desde el punto de vista hormonal. Después de que el cortisol alcance su punto máximo por la mañana, debería disminuir naturalmente hasta que alcance su mínimo diurno a primera hora de la tarde. Si los picos de cortisol debido al estrés ocurren por la tarde, puedes deshacerte de ese ritmo natural del cortisol. Esto se llama «desregulación del cortisol» y contribuye en gran medida a una mala noche de sueño. Una forma de saber que tienes desregulación del cortisol es que te sientes nerviosa y cansada al final del día. Otra señal común es el corazón acelerado o latidos cardiacos fuertes. Si esto te sucede al final del día, es muy probable que tu patrón de cortisol esté desregulado. Es difícil evitar el estrés en estos días, lo entiendo. A menudo el estrés nos sigue alcanzando por la tarde, lo que hace que se produzcan picos de cortisol cuando no deberían. Dicho esto, todavía hay algunas estrategias sólidas que puedes introducir en tu vida llena de estrés, las cuales te ayudarán a equilibrar el cortisol para que puedas dormir. Aquí están mis cinco formas favoritas de equilibrar los niveles de cortisol de una mujer apurada.

Trabaja con el cortisol, no en su contra
La primera forma de equilibrar tu patrón de cortisol es levantarte con el amanecer. Los tonos rojos del amanecer apagan la producción de melatonina. Cuando pierdes la oportunidad de que tus ojos vean la luz roja de esas primeras horas de la mañana, la melatonina se apagará de forma abrupta al despertar y el cortisol aumentará rápidamente. Para el cerebro menopáusico que se está adaptando a la falta de hormonas es imperativo un cambio suave y gentil de ellas. Los cambios bruscos en las hormonas

pueden llevarte directa a los brazos de una mala noche de sueño. Los saltos bruscos de nuestras hormonas y nuestro sistema nervioso nos sacan de nuestro flujo natural y nos ponen en un estado constante de lucha o huida. Levantarte con el amanecer y comenzar el día con tranquilidad equilibra tanto el cortisol como tu sistema nervioso de lucha o huida para ayudarte a dormir bien por la noche. Si vives en un lugar donde no puedes ver la luz roja de la mañana, hay luces rojas para la casa que puedes encender por la mañana de modo que tus ojos registren el comienzo de tu día.

Lo que haces en esas primeras horas de la mañana también es importante. Si vas directamente a tu móvil a revisar tus correos electrónicos, te estás exponiendo a la luz azul. La luz azul obligará a la melatonina a apagarse con brusquedad. Si los correos electrónicos te estresan, el cortisol se activa. El simple acto de usar el teléfono a primera hora de la mañana puede desestabilizar dos hormonas importantes. Un gran hábito diario que cambié a los cuarenta años fue asegurarme de levantarme lo bastante temprano para ver el amanecer y luego sentarme en mi silla favorita para meditar y leer algo inspirador durante la primera hora del día. Llamo a esto mi hora milagrosa, ya que ha obrado milagros tanto en mi mentalidad como en mi sueño. Cambiar la forma en que empiezo el día me permitió relajarme, alineándome con los ritmos naturales de la melatonina y el cortisol. Este es un hábito de salud tan poderoso que todavía lo protejo cuidadosamente hoy en día.

Otro paso crítico para permitir que el cortisol aumente de manera natural por la mañana es el horario de la primera taza de café. Recuerda que dos horas después de levantarte el cortisol alcanza su punto máximo. Si tomas una taza de café justo después de despertarte, activarás el cortisol antes de lo que es normal para tu ritmo circadiano. Una medida simple que puedes tomar para prevenir esta producción temprana de cortisol es esperar dos horas después de despertarte para tomar el café.

Ahora, antes de que tires este libro a la basura tras ese comentario, ¡debes saber que entiendo lo descabellado que suena! He sido una verdadera adicta al café durante la mayor parte de mi vida adulta. A los cuarenta años, si me hubieras dicho que retrasara el café dos horas, habría dicho que sonaba como una aventura tormentosa para la que no estaba preparada. Sin embargo, encontré una estrategia simple que funcionó. Cada mañana atrasaba el momento del café de manera gradual. Empieza por retrasarlo media hora. Luego, unos días más tarde, lo retrasas otra media hora. Cada pocos días, sigue retrasándolo un poco más, y más. Si lo haces durante varias semanas, tomarte el café dos horas después de levantarte se volverá más natural.

Otra estrategia que implementé en la cuarentena para equilibrar mi cortisol desregulado fue la meditación. Me iba directamente de la cama a lo que llamo mi silla de pensar, a meditar. Lo que aprendí al retrasar el café y meditar primero, fue que mi cerebro podía profundizar en mi meditación sin la cafeína que me proporcionaba el café de la mañana. Sin cafeína, podía acceder sin esfuerzo a un estado de ondas cerebrales conocido como ondas theta. Las ondas theta son las ondas cerebrales que se producen entre los estados de onda delta que experimentamos con el sueño profundo y las ondas beta, de las que dependemos para realizar nuestras actividades diarias. Las ondas theta son donde la inspiración y la perspicacia a menudo entran en acción. Es mucho más fácil meditar con el cerebro en un estado theta. A medida que comencé a acumular algunos de mis hábitos de ritmo circadiano retrasando el café y meditando a primera hora, mi sueño mejoró de forma drástica.

Una herramienta más de regulación del cortisol que adopté fue cambiar mi horario de ejercicios al momento en que el cortisol estaba en su punto máximo: dos horas después de levantarme. Recuerda, el cortisol quiere que te muevas. Esto hace que tus entrenamientos matutinos sean un poderoso regulador del cortisol. Salir a caminar o ir al gimnasio un par de horas después de levantarte te permite usar el cortisol perfectamente. El uso de cortisol cuando viene inundándonos es clave no solo para el sueño, sino también para la salud en general.

Para los picos vespertinos de cortisol que ocurren con los eventos estresantes, recuerda que el movimiento es una bella manera de hacer circular el cortisol a través de ti. Cuando ocurra algo estresante, levántate y camina; esto ayuda al cortisol de dos maneras. En primer lugar, estás dando a esta hormona energizante su uso preferido y, en segundo lugar, estás diciendo a tu cerebro que no necesita permanecer en un patrón de lucha o huida. Cada vez que mi mente se mueve a un lugar de miedo o ansiedad, camino. He descubierto que esta es una de las formas más rápidas de reducir la ansiedad y bajar los niveles de cortisol.

Usa el sol del mediodía como luz guía

Una vez que hayas sincronizado tu rutina matutina con tus necesidades hormonales, entonces querrás pensar en la exposición a la luz en otros momentos del día. La luz del mediodía, por ejemplo, indica al cerebro en qué punto del día te encuentras. Si volvemos atrás a la idea de que la luz de la mañana pone en marcha el temporizador, al mediodía la luz dice al cerebro cuántas horas quedan antes de que ocurra el sueño. Si estás dentro todo el día y no obtienes la luz de espectro completo del mediodía, puedes alterar tu temporizador. Una caminata rápida de veinte minutos al mediodía resuelve ese problema. La luz del mediodía también activa los receptores de serotonina de tus ojos. La serotonina es la hormona del bienestar. Levanta el ánimo. Salir al aire libre para dejar que el cerebro registre esta luz de espectro completo, no solo establece tu ritmo circadiano en el camino correcto, sino que también ilumina tu estado de ánimo.

A medida que avanza la tarde, muchas de tus energizantes hormonas del bienestar comienzan a disminuir. Por ejemplo, el cortisol alcanza nuevos mínimos alrededor de las tres de la tarde. Es posible que experimentes esto como tu bajón de la tarde. Lo que te está ocurriendo hormonalmente es que tu cortisol se ha desplomado. Si quieres dormir bien por la noche, resístete a tomar esa taza de café de la tarde. Esto sin duda te pondría en el camino hacia la desregulación del cortisol.

Pon la carga de tu día al frente

Lo interesante de los neuroquímicos que están sincronizados con el ciclo circadiano es que tenemos más químicos energizantes por la mañana, mientras que por la tarde y al anochecer estas sustancias desaparecen naturalmente a medida que nuestro cuerpo se prepara para dormir. Conociendo este ritmo neuroquímico, yo he empezado a adelantar mi día. Me levanto a las cinco de la mañana, hago mi rutina matutina de «hora milagrosa» (dos horas en mi mañana), me preparo una taza de café y luego paso a adentrarme en mi día. Alrededor de las ocho estoy metida de lleno en proyectos laborales. Después de unas pocas horas de trabajo, me tomo un descanso para hacer ejercicios, pero enseguida regreso de nuevo a él. Mi objetivo es terminar con la mayor cantidad de lo más estresante de mi día a las cuatro de la tarde, lo que se alinea con el ritmo natural del cortisol. Después de las cuatro, si es posible, continúo con las cosas que me alegran y me resultan cómodas, como cocinar, charlar con un ser querido o leer un libro nuevo. Es posible que no tengas un horario que te permita adelantar tu día, pero, si el sueño es una dificultad seria para ti, fíjate en lo que puedes hacer para adelantar tus actividades de mayor intensidad. Adelantar el trabajo de la jornada no solo te ayudará a utilizar mejor las hormonas que necesitas para conquistar tu día, sino que también te protegerá de los desequilibrios neuroquímicos que a menudo pueden producirse cuando los aumentos repentinos de cortisol ocurren en el momento equivocado del día. Sé creativa a medida que implementas este hábito. En ocasiones tal vez no sea posible bloquear eventos estresantes. Pero, si lo haces de forma intencionada, verás que aglutinar tu mayor carga laboral diaria en las primeras horas es divertido, te ayuda a centrarte en proyectos que necesitan toda tu energía y te da la oportunidad de entrar gradualmente en las horas previas al sueño.

Coloca la luz nocturna adecuada

La última idea fundamental que quiero animarte a implementar es la rutina que ejecutas en las horas previas al momento de acostarte. Hay dos hormonas principales que debes considerar al terminar el día: la melatonina y la insulina. Al final del día, lo ideal es que la melatonina esté alta y la insulina baja. Así es como fuiste diseñada hormonalmente. Cuando son las ocho de la tarde, si la melatonina es baja y la insulina alta, tendrás dificultades para dormir. Déjame darte algunas estrategias simples que puedes implementar para asegurarte de que eso no ocurra. Primero, ten en cuenta la luz a la que estás expuesta al finalizar el día. Recuerda que la luz roja en el cielo del atardecer le indica a la melatonina que es hora de hacer su aparición. Entonces, si tienes la oportunidad de dar un paseo al atardecer y observar el enrojecimiento que llena el cielo, eso es un increíble empujón para la melatonina. En segundo lugar, una vez que el sol se ha puesto, minimizar la exposición a la luz azul es clave para una buena noche de sueño. La luz azul apaga la melatonina. Desafortunadamente, la luz azul prevalece en todas partes de tu hogar. Para empezar, las luces LED que iluminan cada habitación tienen ondas de luz azul. Tu teléfono móvil, las pantallas de ordenador y los televisores también tienen ondas de luz azul. Entonces, si sales a caminar al atardecer con la esperanza de una subida de melatonina, pero llegas a casa a un ambiente lleno de luz azul, es posible que no sientas el aumento de melatonina que te ha dado la caminata. Por suerte, cada vez más personas en el mundo se están dando cuenta de los efectos nocivos de la luz azul y se han fabricado muchos dispositivos para bloquear la luz azul por la noche. El primer paso más sencillo que puedes tomar es poner un filtro a la pantalla de tu teléfono y la pantalla de tu computadora en modo oscuro. La mayoría de los teléfonos y computadoras ya vienen preprogramados con filtros de luz, pero, si los tuyos no tienen esa función, puedes encontrar filtros descargables que bloquearán toda la luz azul que proyectan tus dispositivos. El otro truco que muchos utilizan es usar lentes bloqueadoras azules. Este es un paso muy fácil que te permite bloquear todas las fuentes de luz azul que inundan tu hogar por la noche. Indepedientemente del camino que tomes para bloquear la luz, debes saber que tu cerebro necesita ese cambio en el espectro de luz que ve en las horas previas a la cama. Recuerda que una mujer menopáusica pierde hormonas que la ayudan a dormir bien por la noche, por lo que, aunque la exposición a la luz azul en tu hogar por la noche no alterara tu sueño a los treinta años, ahora puede estar afectándote.

Cena más temprano

El horario de la cena es importante para tu sueño. La insulina y la melatonina funcionan a la inversa. Cuando la melatonina aumenta, te vuelves más resistente a la insulina. Cuando la melatonina disminuye, se restablece la sensibilidad a la insulina. Lo que esto significa es que una cena tomada demasiado cerca de la hora de acostarte puede apagar la melatonina. Un simple cambio del hábito de cenar más temprano puede hacer que la melatonina funcione al máximo. Muchos expertos en ritmo circadiano recomiendan encarecidamente que consumamos la mayor parte de los alimentos durante el día. Esto nos permite tener una mejor sensibilidad a la insulina, creando una respuesta de glucosa más equilibrada, además de que mantiene la melatonina brillando en los momentos adecuados del día.

Ahora bien, me doy cuenta de que, si nunca te habían explicado en qué consiste el ritmo circadiano, lo que acabo de describir puede resultarte abrumador. Quédate aquí conmigo. Construir un estilo de vida en torno a tu ciclo circadiano es un arte. Al final de este capítulo te indicaré los pasos necesarios para incorporar sin esfuerzo las estrategias que he enumerado anteriormente.

Herramientas muy recomendables para dormir

Cuando se trata de dormir, es común desear una herramienta de solución rápida. Sin embargo, las soluciones rápidas rara vez brindan resultados de salud duraderos, en especial cuando se trata de tu ritmo circadiano. Es necesario crear un estilo de vida para tener un sueño constante noche tras noche. Es por eso por lo que primero he trazado las herramientas fundamentales. Una vez que tengas tu rutina diaria sincronizada con tu ritmo circadiano, estarás lista para agregar otras dos herramientas clave para dormir que satisfagan tus necesidades primarias.

Tus necesidades primarias

Tu cuerpo tiene un diseño que, cuando trabajas con él, te hará fluir con la salud. El ayuno y la variación de los alimentos, el restablecimiento del microbioma, la reducción de las cargas tóxicas y la calma en el estilo de vida de las mujeres apuradas tienen en esencia una forma única de conectarte con tu diseño primario. Los seres humanos nos hallamos en un momento de la historia en el que nos encontramos en un desajuste evolutivo con el mundo moderno. Nuestro acceso constante a los alimentos, la sobreexposición a la luz azul, el ritmo de vida acelerado y la afluencia incesante de tóxicos nos han desviado enormemente del rumbo de nuestra salud. Este desajuste evolutivo perjudica de manera drástica a las mujeres menopáusicas. En un momento en el que estamos perdiendo hormonas, los factores estresantes del mundo moderno van en aumento. Una afluencia constante de factores estresantes físicos, emocionales y químicos te aleja de tu diseño primario y dificulta que tu cuerpo menopáusico descanse por la noche. Hoy en día, la mayoría de las mujeres llegan rugiendo a los años de menopausia, ya al límite y viviendo una vida llena de estrés. Este estilo de vida moderno y apurado tiene un gran impacto en el sueño. Para recuperar el sueño, querrás imitar algunos de los hábitos de nuestros antepasados primitivos. Las estrategias de luz, alimentación y movimiento que he mencionado antes inician ese proceso.

· Comencemos por ver cuáles podrían haber sido los hábitos de sueño de una mujer de las cavernas. Para empezar, las mujeres de los primeros días no tenían más remedio que sincronizarse con los ritmos luminosos del día y la noche. Sin embargo, hay otros dos grandes pasos que dieron estas mujeres para dormir de los que podemos aprender. Dormían en el suelo frío y duro con una pesada piel de animal que las cubría a modo de manta. Esto es clave, porque tu cuerpo está diseñado para dormirse cuando tu temperatura central baja, y tu sistema nervioso está diseñado para calmarse cuando se le coloca encima un peso sutil. Por descabellado que parezca, tu cuerpo fue diseñado para dormir bien en el frío. Esto es especialmente clave para la mujer menopáusica que tiene sofocos toda la noche. La ciencia nos está demostrando que una señal para el cerebro de que es hora de dormir es cuando la temperatura central baja cinco grados. Hay varias maneras de lograr esto.

Primero, puedes encender el aire acondicionado por la noche o abrir una ventana para dejar que el aire frío de la noche entre en tu habitación. Esto puede suponer un alivio fabuloso para la mujer menopáusica que experimenta sofocos nocturnos. Si es verano o vives en un ambiente constantemente cálido sin acceso a aire acondicionado, te recomiendo algo llamado colchón refrescante. Se trata de una funda de colchón que se enfría por la noche. De hecho, puede ajustar la temperatura al frío que desees. Como mujer menopáusica, la parte más importante de regular tu temperatura por la noche es que te asegures de que la de tu cuerpo se mantenga fresca. Me ha sorprendido cómo algunas noches me acuesto después de todas las estrategias correctas para dormir, pero sigo dando vueltas en la cama. Aquí es cuando la temperatura marca una diferencia tan crucial. A menudo me acerco a los controles del colchón refrigerante, bajo la temperatura unos grados y me quedo dormida al instante. Es bastante milagroso para mí. Ahora bien, si no te gusta el frío, puede sonarte horrible. Pero te prometo que un pequeño cambio en la temperatura corporal central es mágico para tu sueño.

La otra herramienta para dormir que imita a la de sus ancestros primitivos es una manta con peso. Cuando oí hablar por primera vez de una manta con peso me pareció horrible. No podía entender la idea de que el peso encima de mí cuando duermo me relajaría. Pero cuando me sumergí en la investigación y puse la información a través de mi lente primordial, me di cuenta de que el peso adicional podría desencadenar positivamente una parte de mi diseño primordial. Así como una pequeña caída en la temperatura central activa el sueño, resulta que una pequeña cantidad de peso encima hace lo mismo. Colchón frío, manta un poco pesada... Ahora estás durmiendo como una mujer de las cavernas. Descubrí que el truco con las mantas con peso es encontrar el peso que mejor se adapte a tus necesidades. Cuando experimenté por primera vez con esta herramienta para dormir, me tomó varios intentos antes de encontrar la manta con el peso adecuado para mí. El que mejor funcionó para mí se puede encontrar en mi sitio web.

Hermosos complementos

Con tu ritmo circadiano de nuevo encarrilado y tus necesidades primarias satisfechas, ahora estás lista para explorar algunos suplementos increíbles que te ayudarán a dormir. Recuerda que un suplemento debe ser el complemento de un estilo de vida saludable. Es común que recurramos a un suplemento con la esperanza de que resuelva nuestro problema de salud inmediato. Puedo decirte con un cien por cien de certeza que no existe un suplemento para dormir único que funcione para todos. También sé que los suplementos funcionan mucho mejor cuando se siguen los pasos fundamentales. Cuando se trata de dormir, he descubierto que los suplementos que te ayudarán a dormir toda la noche se dividen en dos categorías: relajantes del sistema nervioso y nutrientes que necesitas.

Relajantes del sistema nervioso

Si estás en estado de lucha o huida, no podrás dormir. No importa cuántas de las herramientas utilices. Tu cuerpo no encuentra ninguna ventaja de supervivencia durmiendo si piensa que un tigre lo está persiguiendo. Mantendrá el sistema nervioso simpático activado, diciéndole al cerebro que es hora de levantarse y correr. Este no es el mensaje que quieres que reciba tu cerebro cuando pones la cabeza en la almohada.

Me acordé de esto el primer año de la pandemia. Después de un largo y estresante día en la clínica, regresaba a casa y entablaba profundas discusiones con mi esposo sobre todos los factores estresantes que estaban sucediendo en el mundo en ese momento. Muchas de estas discusiones me dejaban agitada y furiosa. Empecé a notar que no podía hacer que mi mente se apagara cuando me metía en la cama. Así que implementé un pacto con mi esposo de que teníamos que posponer las discusiones estresantes después de las ocho de la tarde. Necesitaba que mi sistema nervioso comenzara a relajarse a esa hora. Ese cambio en mi rutina nocturna funcionó a las mil maravillas, pues me permitió descansar por la noche durante un momento muy estresante.

A veces, los factores estresantes siguen acercándose. Nuestros sistemas nerviosos nunca tienen la oportunidad de salir de la lucha o la huida. Aquí es cuando necesitas buscar ayuda. Cuando se trata de calmar tu agotado sistema nervioso, hay tres suplementos que utilizo.

Lo primero que recomiendo es un suplemento de CBD de alta calidad. Tu cuerpo tiene un sistema endocannabinoide que equilibra tanto tu sistema nervioso como tu sistema inmunitario. Si este sistema se agota, entonces tu capacidad para salir de la lucha o la huida se vuelve casi imposible. Dado que vivimos en un mundo donde el estrés es alto para muchos, los suplementos de

CBD se han puesto de moda. ¡Y con razón! Añadir un buen suplemento de CBD unas horas antes de acostarte puede ayudarte mucho a salir de un estado de estrés y pasar a un estado más relajado.

¿Cómo encuentras el suplemento de CBD adecuado para ti? Definitivamente, es un viaje personal. Eso significa que necesitarás experimentar para ver cómo responde tu cuerpo. Una buena guía general es saber que el cerebro tiene distintos tipos de receptores de CBD. Algunos responden mejor al CBD puro, otros son estimulados cuando el CBD se mezcla con una pequeña dosis de THC. En años recientes, el mundo del cannabis se ha vuelto muy sofisticado. Atrás quedaron los días de solamente tomar CBD. He notado que, para relajarse y dormir, a mi cuerpo le va mejor con una mezcla de CBD, CBN y THC, pero lo sé porque he pasado años probando qué me funciona mejor. Puedes encontrar mis productos favoritos de CBD en mi página web.

Mi segunda opción nocturna es la kava, una planta medicinal relajante. Utilizada por los isleños durante siglos, la kava puede estimular el sistema nervioso parasimpático. Esta es la parte del sistema nervioso que te calma. Muy a menudo dormimos mal porque hemos subutilizado esa parte del sistema nervioso. Al igual que un músculo que no se usa, si no te entrenas para usar tu sistema nervioso parasimpático, se debilitará. Esto hace que resulte difícil cambiar de marcha en un día en el que te has visto en un estado constante de lucha o huida. Aquí es donde la kava puede venir al rescate y ser de gran apoyo para tu sistema nervioso parasimpático. Una taza de té de kava o un gotero de tintura enciende el sistema nervioso de descanso y digestión. Es una gran herramienta para utilizar después de la cena. Activar el sistema nervioso parasimpático en ese momento del día no solo te ayuda a digerir la comida, sino que te pone en un estado más relajado.

El último relajante del sistema nervioso que he encontrado siempre útil es un pequeño y extraño ácido graso conocido como serina fosforilada. Se sabe que este nutriente único reduce la producción de cortisol del cuerpo entre un cincuenta y un setenta por ciento. A menudo uso este nutriente a las dos de la mañana, cuando me despierto con la cabeza dando vueltas. Tomar una pequeña dosis en ese momento reduce mis niveles de cortisol, calma mi cerebro ansioso y me ayuda a volver a dormir. Cuando mi estilo de vida de mujer apurada se ha disparado a nuevas cotas, me aseguro de tener siempre este ácido graso conmigo. Lo he usado al final de la tarde, cuando el estrés del día todavía puede estar con toda su fuerza. Lo tomo a las nueve de la noche, cuando parece que no puedo relajarme lo suficiente para entrar en estado de sueño. Me siento como si activara un interruptor que inmediatamente me saca de la lucha o la huida y me vuelve a sincronizar con el sueño.

Necesidad de nutrientes

Si todos estos trucos para dormir no te funcionan, tal vez es el momento de analizar las posibles deficiencias de nutrientes de tu cuerpo. Las dos deficiencias más comunes que he visto que afectan al sueño de una mujer menopáusica son el magnesio y la melatonina.

El magnesio es un mineral clave que necesitas para producir muchas de tus hormonas, pero lo más importante es la progesterona. De tus hormonas sexuales, la progesterona es la que te ayuda a dormir. A medida que avanzas en los años de la menopausia, pierdes progesterona, lo que contribuye al insomnio. El objetivo del juego de la menopausia es mantener las hormonas sexuales apropiadas para la edad en su nivel más alto posible. Eso significa que, si deseas maximizar la producción de progesterona, entonces te convendría agregar magnesio.

Hay muchos tipos diferentes de magnesio, ya que este poderoso nutriente no solo apoya la producción de progesterona, sino que también calma muchos de los tejidos de tu cuerpo. Por ejemplo, el citrato de magnesio relaja el tracto intestinal, lo que lo convierte en un gran suplemento para el estreñimiento. El treonato de magnesio calma el cerebro durante esos momentos de ansiedad. Cuando se trata de dormir, recomiendo un suplemento con una mezcla completa de distintos tipos de magnesio. Es posible que debas probar varios tipos para determinar el que funcione para ti. Debido a que gran parte de los alimentos se cultivan en suelos sin minerales, la mayoría de nosotros andamos por ahí con deficiencia de magnesio. No puedo decirte la cantidad de mujeres menopáusicas que han encontrado un gran alivio para su sueño al tomar un suplemento de magnesio justo antes de acostarse. Pruébalo durante treinta días y fíjate en si notas alguna diferencia. Muchas mujeres también informan de un sueño más profundo y reparador con magnesio.

Irónicamente, el suplemento para dormir que recomiendo como último recurso es la melatonina. Déjame decirte por qué. Por muy poderosa que sea la melatonina, debes asegurarte de que tu cuerpo esté haciendo todo lo posible para producirla por sí mismo. Si agregas melatonina de una fuente externa, tu cuerpo puede disminuir su propia producción natural. No se trata de encontrar el suplemento perfecto sin el que nunca puedas volver a dormir. Debes hacer todo lo posible para que tu cuerpo se duerma y permanezca dormido de forma natural. Una vez que tu cuerpo sabe que hay una fuente exógena de una hormona que ingresa en su sistema, puede dejar de producir esa hormona por sí solo. Muchas mujeres experimentan esto con los medicamentos para la tiroides. Una vez que toman una hormona tiroidea sintética, deben permanecer con ella, ya que la producción natural de esa hormona disminuye. Así que recomiendo la melatonina como último recurso. Quiero asegurarme de que hemos agotado todos los recursos internos de tu cuerpo para producir melatonina.

Dicho esto, si tienes una verdadera deficiencia de melatonina, tomar un suplemento te ayudará a dormir mientras identificas la causa raíz de esa deficiencia. La mejor prueba para saber si tienes una deficiencia es la prueba hormonal DUTCH que he mencionado varias veces a lo largo de este libro. No hay duda de que es mi prueba hormonal favorita para las mujeres. Una de las razones es que puede indicarte tus niveles de melatonina. Un suplemento de melatonina para mujeres menopáusicas con deficiencia de esta hormona puede ser realmente la cura milagrosa para el sueño.

Poniéndolo todo junto

Con suerte, puedes ver que he diseñado aquí para ti un estilo de vida de sueño sin esfuerzo. Cuando llegas a la menopausia, el juego del sueño cambia. Durante este tiempo, es muy común quedar atrapada en el estallido de pastillas para asegurarse de dormir. He pasado tantas noches de insomnio que deseo encontrar tu píldora perfecta, ya sea a través de medicamentos o suplementos. Lo único que quieres es apagar tu cerebro y relajar tu cuerpo por la noche. Parece un deseo simple. Pero, para la mujer menopáusica, no es tan simple. Existe una imagen más completa del sueño que era necesario darte. Aguanta. Hay muchas herramientas que he descrito aquí. Sé creativa a la hora de experimentar con ellas. Encuentra las herramientas que mejor se adapten a tus necesidades. Si esa herramienta deja de funcionar, no te rindas, puede que te sirva más adelante. A continuación, he enumerado los pasos que te animaría a seguir para comenzar a construir un estilo de vida de sueño sin esfuerzo que funcione para ti. Con tiempo, experimentación y una actitud curiosa, volverás a dormir profundamente, ¡te lo prometo!

Pasos para construir un estilo de vida de sueño sin esfuerzo

* Despierta con el amanecer.
* Retrasa tu café dos horas.
* Medita primero, revisa el correo electrónico después.
* Si es posible, traslada tus entrenamientos a la mañana.
* Planifica las actividades estresantes para primera hora.
* Da un paseo de veinte minutos para captar la luz del mediodía.
* Realiza caminatas cortas de cinco minutos cuando el estrés golpee por la tarde.
* Cena más temprano para maximizar la sensibilidad a la insulina.
* Asegúrate de que tus ojos registren los rojos del atardecer.
* Usa bloqueadores azules después del anochecer.
* Haz que tu temperatura corporal baje cinco grados.
* Agrega una manta pesada.
* Encuentra un suplemento de CBD o kava que funcione para ti.
* Prueba la serina fosforilada por la noche para calmar el cortisol.
* Añade un suplemento de magnesio.
* Realiza pruebas para detectar deficiencias de melatonina y agrega un suplemento acorde a la necesidad.

Agradecimientos

Recuerdo una noche de insomnio cuando tenía poco más de cuarenta años, en que pensé: «¿Cómo afrontan las mujeres años de esta locura de la menopausia? ¡Tiene que haber una forma diferente!». Fue a las dos de la madrugada cuando me prometí a mí misma encontrar ese camino mejor. Sufrir esta experiencia no era lo que iba a hacer. Tan pronto como tomé esa decisión, surgieron las respuestas.

Algunas de las personas más maravillosas aparecieron en mi vida para guiarme en el camino de la menopausia. El primero fue uno de los mayores mentores de mi carrera, el doctor Daniel Pompa. Él me enseñó a pensar. Sé que suena de locos, pero durante los últimos cinco años he tenido la bendición de estudiar la salud de la mano de este hombre brillante. El doctor Pompa y yo compartimos un profundo respeto por la inteligencia del cuerpo humano. Sus enseñanzas me han demostrado que siempre hay que mirar más allá del síntoma e ir a contracorriente para encontrar la causa raíz de por qué ocurrió el síntoma en primer lugar. Estoy muy agradecida por la sed insaciable del doctor Pompa de comprender qué impide que el cuerpo se cure y cómo podemos aprovechar la inteligencia de nuestro propio cuerpo para acelerar el proceso de curación.

La segunda persona que me acompañó en este viaje fue Andrea Siebert. Todo el mundo necesita una amiga como Andrea en su vida. Cuando mi cerebro de menopausia me llenó de ansiedad y miedo, Andrea estuvo ahí para llenarme de palabras de fe y confianza. Cuando tuve momentos en los que luché por armar mi propio rompecabezas de salud, Andrea estaba allí para darme perspectiva y recordarme el poder curativo del amor propio. No tengo idea de cómo habría sobrevivido a la menopausia sin su amistad y sabiduría.

Luego está mi dulce Jessica Siebenhaar. Desde el momento en que escuchamos por primera vez al doctor Pompa hablar en el escenario de Cal Jam, Jessica y yo supimos que nuestra vocación sería desintoxicar al mundo. Jessica tiene el increíble superpoder de convertir mis ideas descabelladas en sistemas que nos ayudan a servir mejor a nuestra comunidad. Los pacientes a menudo me preguntan cómo soy capaz de lograr tantas cosas a la vez, y la respuesta es: Jessica. Ella me ha permitido permanecer en mi oficina en un papel visionario, mientras ella trabaja en los detalles para que podamos poner mi visión en acción. Además de salvar el mundo juntas, viajar a algunos lugares realmente aleatorios para aprender juntas y trabajar largas horas, hemos tenido las experiencias más locas, las cuales han provocado algunas de las mejores carcajadas de mi vida. No habría manera de que pudiéramos ayudar a tantas personas como lo hacemos sin ella a mi lado.

Siempre le digo a la gente que si tiene grandes sueños que quiere convertir en realidad, necesitará un entrenador de mentalidad. Durante los últimos años, Katie Peuvrelle ha sido esa entrenadora para mí. Tu mente puede ser tu mayor activo o tu peor enemigo. Entrenar esa mente es clave para mantener el rumbo. Algunas personas tienen un entrenador personal; yo tengo una entrenadora de mentalidad. Katie me ayudó a ver las creencias que me frenaban y me dio una nueva forma de pensar para poder construir la vida que solo había soñado. Cuando me faltaba claridad,

Katie me ayudó a ver el siguiente paso a dar para poder seguir avanzando. Estoy muy agradecida por su sabiduría y amistad. También quiero agradecer a mi equipo. Trabajo con algunas de las personas más increíbles, que se guían por el corazón, que quieren cambiar el mundo. ¡Amo a mis amigos! Gracias, Dana, Cardinal, Eliza, doctora Catie, Katelynn, Rachel, Debbie y Pelin. ¡Me encanta servir a la salud junto a vosotras!

Estoy muy agradecida de estar casada con mi mejor amigo, mi esposo, Sequoia. Él es mi roca. Soy una procesadora verbal y nadie ha soportado mi procesamiento verbal más que Sequoia. Es paciente, amable y siempre está ahí para ser mi caja de resonancia. Cuando he estado en mi punto más bajo, él me ha levantado y animado. Él ha creído en mí cuando yo no creía en mí misma. Me siento muy agradecida de haber criado a dos hijos y haber dirigido múltiples negocios con este hombre increíble. ¡Amo la vida con él!

Por último, quiero daros las gracias a vosotras, las lectoras. Escribí este libro porque muchas de vosotras me preguntasteis cómo aplicar los principios que enseño en las redes sociales a vuestras experiencias con la menopausia. Gracias por ser lo suficientemente valientes para encontrar otra respuesta a vuestra salud. Sé que muchas de vosotras estáis buscando respuestas a vuestros síntomas que no requieran medicamentos. Eso os devuelve el control. Sabéis que poseéis una sabiduría interna que quiere sanarlos. Sin embargo, no estáis seguras de cómo aprovecharla. En lugar de depender de una pastilla o de una cirugía para sanar, os preguntáis: «¿Qué puedo hacer para ayudarme a mí misma?». ¡Os aplaudo! Esa es la pregunta correcta. Este libro es mi regalo para todas vosotras. Desde el fondo de mi corazón, espero que os dé esperanza y os ayude a descubrir lo poderoso que puede ser vuestro cuerpo.

Bibliografía consultada

1. Ho, Kian Y., *et al.*, «Fasting Enhances Growth Hormone Secretion and Amplifies the Complex Rhythms of Growth Hormone Secretion in Man» [El ayuno mejora la secreción de la hormona del crecimiento y amplifica los complejos ritmos de secreción de la hormona del crecimiento en el hombre], *The American Society for Clinical Investigation, Inc.* Abril de 1988, vol. 81, 968-975.

2. Mihaylova, Maria M., *et al.*, «Fasting Activates Fatty Acid Oxidation to Enhance Intestinal Stem Cell Function during Homeostasis and Aging» [El ayuno activa la oxidación de ácidos grasos para mejorar la función de las células madre intestinales durante la homeostasis y el envejecimiento], *Cell Stem Cell;* (2018) vol. 22,5: 769-778. e4.

3. Rangan, P., *et al.* (2019) «Fasting-Mimicking Diet Modulates Microbiota and Promotes Intestinal Regeneration to Reduce Inflammatory Bowel Disease Pathology» [La dieta imitadora modula la microbiota y promueve la regeneración intestinal para reducir la patología de la enfermedad inflamatoria intestinal], *Cell Reports,* 3 de marzo de 2019, vol. 26, 10.

4. Adawi, Mohammad, *et al.*, «Ramadan Fasting Exerts Immunomodulatory Effects: Insights from a Systematic Review» [El ayuno del Ramadán ejerce efectos inmunomoduladores: conclusiones de una revisión sistemática], *Frontiers in Immunology;* 27 de noviembre de 2017, vol. 8: 1144.

5. Patterson, Ruth E., *et al.*, «Intermittent Fasting and Human Metabolic Health» [Ayuno intermitente y salud metabólica humana], *Journal of the Academy of Nutrition and Dietetics;* (2015) vol. 115,8: 1203-1212.

6. Bahijri, Suhard M., *et al.*, «Effect of Ramadan Fasting in Saudi Arabia on Serum Bone Profile and Immunoglobulins» [Efecto del ayuno del Ramadán en Arabia Saudita sobre el perfil sérico óseo y las inmunoglobulinas], *Therapeutic Advances in Endocrinology and Metabolism*; (2015) vol. 6,5: 223-232.

7. Looker, Claire, *et al.*, «Influenza Vaccine Response in Adults Exposed to Perfluorooctanoate and Perfluorooctanesulfonate» [Respuesta a la vacuna antigripal en adultos expuestos al perfluorooctanoato y al perfluorooctanosulfonato], *Toxicological Sciences: An Official Journal of the Society of Toxicology*; (2014) vol. 138, 1: 76-88.

8. «Immunotoxicity Associated with Exposure to Perfluorooctanoic Acid (PFOA) or Perfluorooctane Sulfonate (PFOS)» [Inmunotoxicidad asociada con la exposición al ácido perfluorooctanoico (PFOA) o al sulfonato de perfluorooctano (PFOS)], *National Institute of Environmental Health Sciences, U.S. Department of Health and Human Services*. Septiembre de 2016.

9. Desai, Maunil K., y Roberta Diaz Brinton, «Autoimmune Disease in Women: Endocrine Transition and Risk Across the Lifespan» [Enfermedad autoinmune en mujeres: transición endocrina y riesgo a lo largo de la vida], *Frontiers in Endocrinology*; 29 de abril de 2019, vol. 10, 265.

10. Darbre, Philippa D., «The history of endocrine-disrupting chemicals, Current Opinion in Endocrine and Metabolic Research, Volume 7» [La historia de los alteradores endocrinos, opinión actual en la investigación endocrina y metabólica, Volumen 7], 2019.

11. Wunsch, Alexander, y Karsten Matuschka, «A Controlled Trial to Determine the Efficacy of Red and Near-Infrared Light Treatment in Patient Satisfaction, Reduction of Fine Lines, Wrinkles, Skin Roughness, and Intradermal Collagen Density Increase» [Ensayo controlado para determinar la eficacia del tratamiento con luz roja e infrarroja cercana en la satisfacción del paciente, la reducción de líneas finas, arrugas, aspereza de la piel y el aumento en la densidad de colágeno intradérmico], *Photomedicine and Laser Surgery*; (2014) vol. 32,2: 93-100.

12. Höfling, Danilo B., *et al.*, «Low-Level Laser in the Treatment of Patients with Hypothyroidism Induced by Chronic Autoimmune Thyroiditis A Randomized, Placebo-Controlled Clinical Trial» [Láser de baja intensidad en el tratamiento de pacientes con hipotiroidismo inducido por tiroiditis autoinmune crónica: ensayo clínico aleatorio controlado con placebo], *Lasers in Medical Science*; (2013) vol. 28,3: 743-753.

13. B. A. Russell, N. Kellett y L. R. Reilly, «A Study to Determine the Efficacy of Combination LED Light Therapy (633 nm and 830 nm) in Facial Skin Rejuvenation» [Estudio para determinar la eficacia de la terapia de luz LED combinada (633 nm y 830 nm) en el rejuvenecimiento de la piel del rostro], *Journal of Cosmetic and Laser Therapy*; (2005) vol. 7:3-4: 196-200.

14. Sircus, Mark Ac., OMD, «Detoxification Through the Skin» [Desintoxicación a través de la piel], *International Medical Veritas Association*. 6 de marzo de 2005.

15. Kawada, Shigeo, *et al.*, «Increased Oxygen Tension Attenuates Acute Ultraviolet-B-Induced Skin Angiogenesis and Wrinkle Formation» [El aumento de la tensión de oxígeno atenúa la angiogénesis cutánea aguda inducida por la radiación ultravioleta B y la formación de arrugas], *American Journal of Physiology. Regulatory, Integrative and Comparative Physiology*; (2010) vol. 299,2: R694–701.

16. Novak, Sanja, *et al.*, «Anti-Inflammatory Effects of Hyperbaric Oxygenation During DSS-Induced Colitis in BALB/c Mice Include Changes in Gene Expression of HIF-1α, Proinflammatory Cytokines, and Antioxidative Enzymes» [Efectos antiinflamatorios de la oxigenación hiperbárica durante la colitis inducida por DSS en ratones BALB/c incluyen cambios en la expresión genética de HIF-1α, citocinas proinflamatorias y enzimas antioxidantes], *Mediators of Inflammation*; (2016) vol. 2016: 7141430.

17. Ehnert, Sabrina, *et al.*, «Translational Insights into Extremely Low Frequency Pulsed Electromagnetic Fields (ELF-PEMFs) for Bone Regeneration After Trauma and Orthopedic Surgery» [Perspectivas traslacionales sobre campos electromagnéticos pulsados de frecuencia extremadamente baja (ELF-PEMF) para la regeneración ósea después de traumatismos y cirugías ortopédicas], *Journal of Clinical Medicine*; 29 de abril de 2019, vol. 8, n.º 12: 2028.

18. Weber-Rajek, Magdalena, *et al.*, «Whole-Body Vibration Exercise in Postmenopausal Osteoporosis» [Ejercicios de vibración de cuerpo entero para la osteoporosis posmenopáusica], *Przeglad menopauzalny = Menopause Review*; (2015) vol. 14,1: 41-47.

19. Lelic, Dina, *et al.*, «Manipulation of Dysfunctional Spinal Joints Affects Sensorimotor Integration in the Prefrontal Cortex: A Brain Source Localization Study» [La manipulación de las articulaciones espinales disfuncionales afecta la integración sensoriomotora en la corteza prefrontal: un estudio de localización de fuentes cerebrales], *Neural Plasticity* (2016) vol. 2016: 3704964.

Índice alfabético

Índice alfabético

ovarios, 40, 133
ovulación, 81
oxígeno hiperbárico, 119, 122, 143,
oxitocina, 48-49, 54, 131-132, 136

P
palomitas de maíz para microondas,
114
parabenos, 111
pasta de dientes prebiótica, 101
patógenos, purga de, 100
PCB (bifenilos policlorados), 111
PEMF (terapia de campo
electromagnético), 119, 144
pérdida de peso, 62, 63, 64, 73
pesticidas, 79, 111, 112, 113
PFA (sustancias perfluoroalquiladas
y polifluoroalquiladas), 109
piel, 101, 118, 119, 135, 140-141
conexión con intestino, 101
plomo, toxicidad del, 107-108, 115, 116
Porter, Patrick, 147
probióticos, 95-96
productos de belleza, carcinógenos en,
112
progesterona, 40, 43, 47-55
alimentos que aumentan la, 82
ayuno y, 69
fase posmenopáusica, 85, 86
niveles durante el ciclo menstrual, 80,
81, 82
síntomas de deficiencia de, 52, 84
sueño y, 166, 184, 185
programas en línea de *Resetea tu
menopausia*, 153-154
ProLon®, 65
proteína, 77
protocolo de reseteo de microbioma,
101-102
Proyecto Microbioma Humano, 105
prueba de heces, microbioma, 98, 100
prueba de metales pesados provocada,
117-118

prueba hormonal, 34, 42, 43, 52, 128, 186
PTH. *Véase* hormona paratiroidea
PULSE (cama), 145

Q
químicos permanentes, 111
quiroprácticos, ajustes, 124, 148-149

R
receptores de la hormona tiroidea, 111
relajantes del sistema nervioso, 182-184
Reset Academy, 153
reseteo de la menopausia, 41-42
acerca de, 26-27, 29-35, 155-156, 157-
161
ayuno, 58-71
cambio de estilo de vida para. *Véase*
estilo de vida de *Resetea tu
menopausia*
estrategias para frenar el
envejecimiento, 139-149
meditación y, 172
programas en línea, 153-154
protocolo de reseteo del microbioma,
101-102
Reset Academy, 153
reseteo hormonal de veintiocho días,
81, 83, 85
Resetter Collaborative Group, 63,
68-69, 72, 153
restablecimiento del ritmo circadiano,
169-178
restablecimiento metabólico para la
mujer, de quince días, 87-88
soluciones cetogénicas para, 73-89
sueño y, 163-187
Resetter Collaborative Group, 63, 153, 155
resistencia a la insulina, 59, 60
restablecimiento metabólico de quince
días, 87-88
ritmo circadiano
definición, 170-171
restablecimiento, 168, 169-178

203

Índice alfabético

«Para viajar lejos no hay mejor nave que un libro».

EMILY DICKINSON

Gracias por tu lectura de este libro.

En **penguinlibros.club** encontrarás las mejores
recomendaciones de lectura.

Únete a nuestra comunidad y viaja con nosotros.

penguinlibros.club

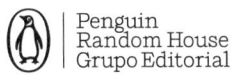

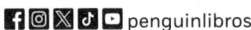 penguinlibros